W0054630

Gunda Staib

**Diabetes: So bleiben
Ihre Nieren gesund**

Über die Autorin

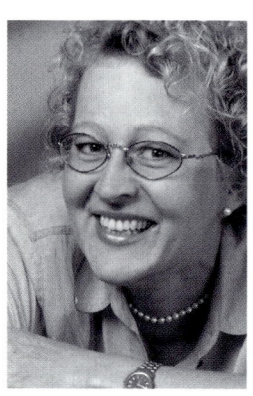

Gunda Staib ist Diabetesberaterin/DDG und Ernährungsmedizinische Beraterin/DGE und arbeitet heute im Klinikum der Universität Regensburg. Sie berät dort Betroffene bei sämtlichen Ernährungsfragen, auch bei seltenen Erkrankungen, unterrichtet Studenten und leitet Fortbildungsveranstaltungen. Sie gründete Selbsthilfe- und Arbeitsgruppen für Diabetiker und für Berufsgruppen, die in der Diabetesberatung tätig sind, und schrieb mehrere Fachartikel, u. a. über das Thema „Bluthochdruck und Ernährung". Sie betreute den „Ernährungsratgeber für Menschen nach Knochenmarktransplantation" des Klinikums der Universität Regensburg.

Wenn Sie noch Fragen an die Autorin haben, können Sie unter www.gunda-staib.de. mit ihr Kontakt aufnehmen.

Mein besonderer Dank gilt Herrn Dr. med. Robert Liebl,
Internistisch-nephrologische Praxis, KfH-Dialysezentrum Regensburg
für die fachliche Unterstützung.

Gunda Staib

Diabetes: So bleiben Ihre Nieren gesund

- ▶ Erkennen Sie Ihr persönliches Risiko
- ▶ Individuell angepasst: So finden Sie zur optimalen Ernährung
- ▶ Nierenfreundlich kochen: Wie Sie Ihre Lieblingsgerichte einfach umstellen

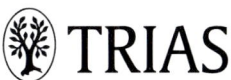

Bibliografische Information der Deutschen Bibliothek
Die Deutsche Bibliothek verzeichnet diese Publikation in der Deutschen Nationalbibliografie; detaillierte bibliografische Daten sind im Internet über http://dnb.ddb.de abrufbar

Leserservice
Wenn Sie Fragen oder Anregungen zu diesem Buch haben, schreiben Sie uns:
TRIAS Verlag
Postfach 30 05 04
70445 Stuttgart
oder besuchen Sie uns im Internet:
www.trias-gesundheit.de

Programmplanung:
Uta Spieldiener

Redaktion:
Dipl.-Biol. Sabine Seifert
Satz/Grafik/Lektorat, Stuttgart

Umschlaggestaltung:
Cyclus · Visuelle Kommunikation, Stuttgart

Umschlagfotos: ZEFA
Fotos im Innenteil: PhotoDisc, Gunda Staib, Sabine Seifert

Illustrationen:
Bettina Scheck, Sabine Seifert

Wichtiger Hinweis:
Wie jede Wissenschaft ist die Medizin ständigen Entwicklungen unterworfen. Forschung und klinische Erfahrung erweitern unsere Erkenntnisse, insbesondere was Behandlung und medikamentöse Therapie anbelangt. Soweit in diesem Werk eine Dosierung oder eine Applikation erwähnt wird, darf der Leser zwar darauf vertrauen, dass Autor und Verlag große Sorgfalt darauf verwandt haben, dass diese Angabe **dem Wissensstand bei Fertigstellung des Werkes** entspricht. Für Angaben über Dosierungsanweisungen und Applikationsformen kann vom Verlag jedoch keine Gewähr übernommen werden. **Jeder Benutzer ist angehalten,** durch sorgfältige Prüfung der Beipackzettel der verwendeten Präparate und gegebenenfalls nach Konsultation eines Spezialisten festzustellen, ob die dort gegebene Empfehlung für Dosierungen oder die Beachtung von Kontraindikationen gegenüber der Angabe in diesem Buch abweicht. Eine solche Prüfung ist besonders wichtig bei selten verwendeten Präparaten oder solchen, die neu auf den Markt gebracht worden sind. **Jede Dosierung oder Anwendung erfolgt auf eigene Gefahr des Benutzers.** Autor und Verlag appellieren an jeden Benutzer, ihnen etwa auffallende Ungenauigkeiten mitzuteilen.

Gedruckt auf chlorfrei gebleichtem Papier

© 2003 TRIAS Verlag in MVS Medizinverlage Stuttgart GmbH & Co. KG
Oswald-Hesse-Str. 50
70469 Stuttgart

Printed in Germany
Satz: Sabine Seifert
Druck: Westermann Druck Zwickau GmbH

ISBN 3-8304-3093-0   2 3 4 5

Vorwort

Noch ein Ratgeber über die Ernährung bei Diabetes?

Ja, aber diesmal keiner, der die für Diabetiker so wichtigen blut-zuckererhöhenden Kohlenhydrate in den Mittelpunkt stellt, son-dern einen anderen wichtigen Aspekt dieser Erkrankung beleuchtet: Die Vermeidung von Folgeschäden an den Nieren (Nephropathie).

Annähernd 40% aller Diabetiker werden nierenkrank, z. Zt. sind ca. 60 000 Diabetiker dialysepflichtig – bei einer rechtzeitigen Behandlung mit einer angepassten Ernährung würden diese Zahlen deutlich niedriger liegen.

Im Jahre 2001 mussten mehr als 15 000 Patien-ten neu zur Dialyse, fast 5 500 davon waren Diabetiker.

Dieser Ernährungsratgeber richtet sich vor allem an Diabetiker, die sich darüber informieren möchten, wie sie mithilfe der Ernährung Nierenschäden vorbeugen bzw. wie sie bei ersten Anzeichen einer Nierenerkrankung eine weitere Verschlechte-rung vermeiden können; aber auch Nichtdiabetiker mit einer Nierenerkrankung werden die Empfehlungen, Tipps und Tricks dieses Buches für sich nutzen können. Sollten Sie Dialysepatient sein, sei Ihnen zu einem speziellen Ernährungsratgeber für Dia-lysepatienten geraten.

Der erste Schritt auf Ihrem Weg vom Behandelten zum Han-delnden ist die Suche nach Information – dies ist sicher auch der Grund, warum Sie dieses Buch in die Hand genommen haben. Nehmen Sie doch einfach dieses Buch beim nächsten Arztbe-such mit, besprechen Sie es und stellen Sie Fragen zur Thera-pieverbesserung. Fragen Sie Ihren Arzt auch danach, was Sie in diesem Buch nicht verstanden haben und welche Abschnitte des Buches Sie speziell betreffen.

Da ich bisher zum Thema Ernährung bei Nierenerkrankung kei-nen Ratgeber gefunden habe, mit dem ich Betroffenen, die zu mir in die Beratung kamen, Hilfestellung geben konnte, habe ich mich entschlossen, selbst einen zu schreiben. Mit diesem

Buch möchte ich Sie in Ihrer Selbstbehandlung und vor allem bei Ihrer Ernährungsumstellung unterstützen.

Die Empfehlungen zur Eiweißnormalisierung sowie alle anderen Anregungen und Ideen in diesem Ratgeber sind dafür gedacht, sie in eigene Erfahrungen umzusetzen und im Alltag zu überprüfen. Wenn Sie dann als Leser und Nutzer dieses Buches eigene Ideen und Verbesserungsvorschläge mit einbringen, wäre mein Wunsch, Sie beim Umgang mit Ihrer Erkrankung zu unterstützen, in Erfüllung gegangen.

Bedanken möchte ich mich bei Frau Gerlinde Feulner-Krakow/Diabetespraxis Forchheim und allen engagierten Kolleginnen für die vielen Anregungen und Hilfestellungen, die zur Entstehung dieses Buches mit beigetragen haben.

Gunda Staib
im Sommer 2003

Für wen ist dieses Buch geschrieben?

Nierenerkrankungen gehören zu den häufigsten Folgeschäden des Diabetes: Fast 40% aller Diabetiker erleiden eine Nephropathie, viele davon müssen sich im Verlauf der Erkrankung einer Dialyse unterziehen. Diese Entwicklung muss jedoch nicht zwangsläufig eintreten – Sie können etwas dagegen tun!

Aber auch unabhängig von einem vorbestehenden Diabetes kann es zu Nierenschäden kommen – auch für diese Gruppe ist dieses Buch geschrieben. Die folgenden Gesundheitsziele gelten nicht nur für Diabetiker, sondern für *alle* Menschen, die ihre Niere schützen und gesund alt werden möchten:

Sowohl Typ-1- als auch Typ-2-Diabetiker können an den Nieren erkranken.

Gesundheitsziele, die Ihre Nieren schützen:

1. Erhöhten Eiweißkonsum erkennen und senken!

2. Erhöhten Blutdruck erkennen und senken!

3. Erhöhte Blutfettwerte erkennen und senken!

4. Erhöhten Blutzucker erkennen und senken!

5. Mit dem Rauchen aufhören!

Das Ziel: selbst Gutes für die eigene Niere tun!

Zu allen genannten Themen finden Sie in diesem Buch Informationen; vielleicht betreffen Sie nicht alle der genannten Punkte oder Ihre ganz persönliche Reihenfolge ist eine andere – z. B. kann bei Ihnen der Abbau von Übergewicht *die* entscheidende Rolle spielen – womit Sie übrigens mehrere Fliegen mit einer Klappe schlagen, denn eine Senkung des Übergewichts führt z. B. auch zu einer Senkung der Blutzucker- und Blutfettwerte. Näheres zum Thema Übergewicht finden Sie in einem eigenen Kapitel ab Seite 101.

Wenn bei Ihnen bereits eine beginnende bzw. fortgeschrittene Nierenschwäche diagnostiziert wurde, gelten neben den oben genannten Gesundheitszielen noch einige weitere:

Alle Ernährungsempfeh-
lungen dieses Ratge-
bers gelten auch bei
Nierenerkrankungen,
die *nicht* durch Diabe-
tes verursacht wurden.
In diesem Fall können
Sie das Thema „Kohlen-
hydrate" bedenkenlos
auslassen. Wenn Sie
keine Probleme mit
Kalium und Phosphat
haben, ebenso auch
diese Kapitel.

■ Gesundheitsziele bei beginnender Nierenschwäche

6. Senken sie Ihren (zu hohen) Phosphatspiegel! Nähere Informationen hierzu finden Sie ab Seite 61.

7. Normalisieren Sie Ihren (zu hohen/zu niedrigen) Kaliumspiegel! Nähere Informationen hierzu finden Sie ab Seite 51.

Trinkmengenbegrenzung ist meist nur im Dialysestadium oder
bei Herzschwäche notwendig; hierzu finden Sie nähere Informationen ab Seite 67.

Wenn Sie keine Probleme mit den gerade genannten Punkten
haben, können Sie die entsprechenden Kapitel in diesem Buch
auslassen.

Die folgenden Therapiesäulen dienen alle dazu, Ihre Niere
gesund zu erhalten bzw. das Fortschreiten einer Nierenerkrankung einzudämmen:

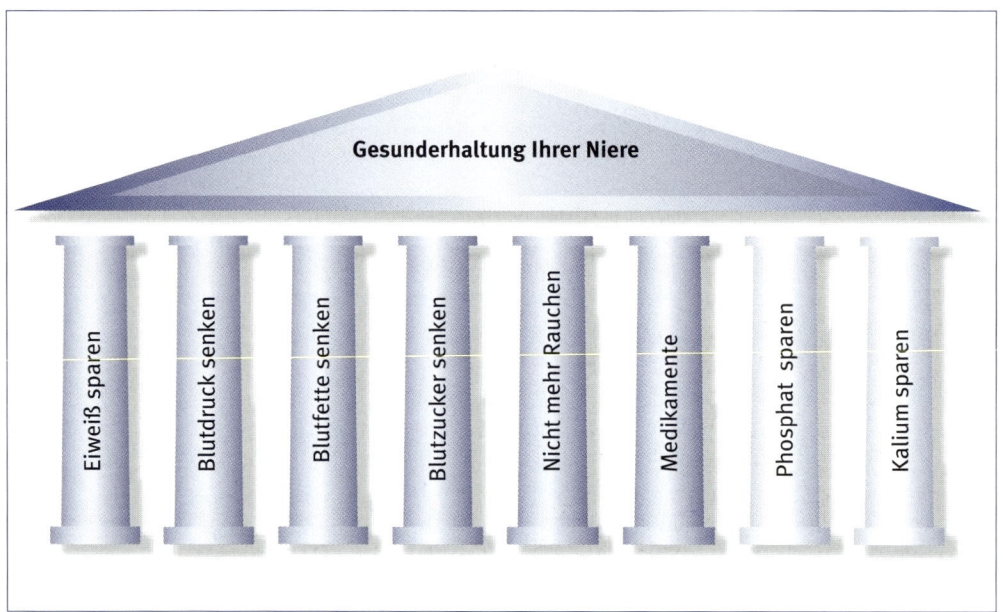

Gesunderhaltung Ihrer Niere

Eiweiß sparen · Blutdruck senken · Blutfette senken · Blutzucker senken · Nicht mehr Rauchen · Medikamente · Phosphat sparen · Kalium sparen

Therapiesäulen zur Gesunderhaltung Ihrer Niere

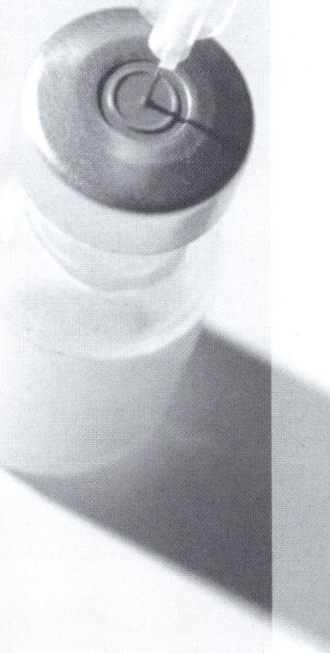

Diabetes – durch Selbstkontrolle gesund bleiben

Mit der Selbstkontrolle von Blutzucker, Blutdruck und Gewicht schaffen Sie selbst die wichtigste Voraussetzung, um Folgeschäden dauerhaft zu verhindern.

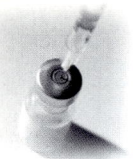
Ihr Leben mit Diabetes mellitus

Egal, ob der Beginn Ihres Diabetes schon viele Jahre zurückliegt oder Sie erst seit kurzem von Ihrer Erkrankung wissen – wichtig ist, dass Sie zum Handelnden „in eigener Sache" werden, der aktiv und vorausschauend sein Leben mit Diabetes gestaltet – unabhängig davon, ob bereits Folgekrankheiten aufgetreten sind. Für diese innere Einstellung spielt es keine Rolle, ob Sie als Typ-1-Diabetiker eine Insulinpumpe tragen oder als Typ-2-Diabetiker „nur Zuckertabletten" nehmen, dafür aber mit Übergewicht und Bluthochdruck kämpfen.

Mit Ihren täglichen „Hausaufgaben", z. B. der Selbstkontrolle Ihres Blutzuckers, verhindern Sie akute Gefahren wie starken Blutzuckeranstieg bis zum diabetischen Koma oder umgekehrt starken Abfall Ihres Blutzuckers bis zum Unterzuckerungsschock. Damit schaffen Sie bereits die wichtigste Voraussetzung, um langfristig die Folgekrankheiten des Diabetes zu verzögern bzw. sogar zu verhindern.

Kontrollieren Sie bei Diabetes regelmäßig

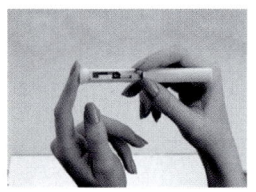

Blutzucker messen – die wichtigste „Kontroll-Hausaufgabe" bei Diabetikern!

- Ihren Blutzucker: 4-mal am Tag (vor jeder Mahlzeit und vor dem Schlafengehen), in besonderen Situationen (Sport, Krankheit, Umstellung der Therapie) auch häufiger, z. B. auch nachts zwischen 2 und 3 Uhr.
- Ihren Blutdruck (bei mittlerem und erhöhtem Blutdruck),
- Ihr Körpergewicht (bei Übergewicht).

Achten Sie auch auf

- Ihren nächtlichen Blutzucker zwischen 2 und 3 Uhr, wenn Sie Insulin spritzen (z. B. einmal im Monat),
- Ihren möglicherweise nur „leicht erhöhten Blutfettspiegel",
- Ihren „unauffälligen" Blutdruckanstieg von bisher tiefem Blutdruck zu „eigentlich normalem" Blutdruck.

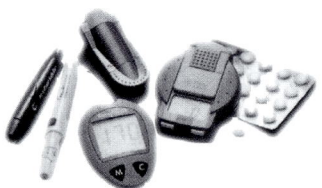

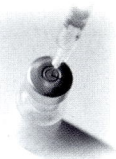

Behandlungsziele bei Diabetes

Die beiden bekanntesten Diabetestypen, Typ-1- und Typ-2-Diabetes, haben unterschiedliche Ursachen und müssen daher unterschiedlich behandelt werden: Typ-2-Diabetes wird hauptsächlich bei erblicher Veranlagung durch Übergewicht und Bewegungsmangel ausgelöst. Die Bauchspeicheldrüse kann zwar noch selbst Insulin produzieren, jedoch reicht die Menge nicht mehr aus, um den Blutzucker zu senken – Typ-2-Diabetiker leiden unter *relativem* Insulinmangel, die Behandlung reicht von Diät über blutzuckersenkende Medikamente bis zum Spritzen von Insulin:

Diabetes kann auch noch weitere Ursachen haben:
- Hormonumstellung in der Schwangerschaft kann Schwangerschaftsdiabetes auslösen
- Krankheiten, z. B. der Bauchspeicheldrüse und der Leber, Hormon- und Erbkrankheiten, Infektionen
- Medikamente (z. B. Kortison) oder Gifte

▦ Der Steckbrief des Typ-2-Diabetikers

- Meist über 30 Jahre alt und übergewichtig.
- Erhöhter Blutzucker wird meist zufällig entdeckt, typische Symptome wie beim Typ-1-Diabetiker (Müdigkeit, Schlappheit, Infekte) fehlen häufig.
- Häufig gleichzeitig erhöht: Blutdruck und Blutfette.
- Folgekrankheiten des Diabetes mellitus sind oft schon bei Entdeckung der Krankheit vorhanden.

Behandlungsziele bei Typ-2-Diabetes

- HbA_{1c} um bzw. unter 6,5%
- Blutzucker nüchtern und vor den Mahlzeiten: 80–120 mg/dl (4,4–6,7 mmol/dl)
- Gesamt-Cholesterin unter 180 mg/dl (unter 4,7 mmol/dl)
- LDL-Cholesterin unter 100 mg/dl (unter 2,6 mmol/l)
- HDL-Cholesterin über 45 mg/dl (über 1,2 mmol/l)
- Triglyzeride unter 150 mg/dl (unter 1,7 mmol/l)
- Albumin im Urin unter 20 mg/l
- Blutdruck: RR unter 130/unter 85 mm Hg bzw. bei Albuminurie (über 20 mg/l) RR unter 120/unter 80 mm Hg sofern Sie es vertragen

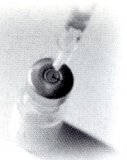

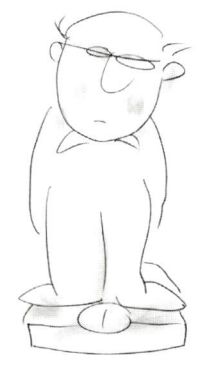

Herr Klipp – ist dick!

- Mit dem Rauchen aufhören

- Übergewicht abbauen

- Bei Neigung zu Gefäßverschlüssen nach Absprache mit dem Arzt regelmäßig 100 mg „blutverdünnendes" Aspirin einnehmen, z. B. ASS 100®, Herzass100®, Ass100ct®, Aspirin Protect® oder Godamed®.

Was Sie als Typ-2-Diabetiker selbst tun können

- Stellen sie Ihre Ernährung um: Vollkornprodukte, Gemüse und Frischobst vorziehen, Streich- und Kochfett einsparen. Zuckerreiche Limonaden und fettreiche Speisen (auch Süßspeisen) einschränken.

- Bewegen Sie sich mehr: Gehen Sie so oft wie möglich spazieren und steigen Sie Treppen, statt den Aufzug zu benutzen. In der Freizeit so oft wie möglich Wandern, Rad fahren, Schwimmen usw.

- Schränken Sie den Genuss von alkoholischen Getränken ein.

- Lassen Sie sich regelmäßig untersuchen.

- Nehmen Sie an einer Schulung teil, z. B. in einer Diabetesschwerpunktpraxis, in einer Klinik oder bei einem diabetologisch qualifizierten Hausarzt.

- Arbeiten Sie offen mit Ihrem Arzt und Diabetesteam zusammen.

- Suchen Sie den Erfahrungsaustausch mit anderen Betroffenen, z. B. in Selbsthilfegruppen.

Bei Typ-1-Diabetes ist aufgrund einer Autoimmunkrankheit die Bauchspeicheldrüse so geschädigt, das sie kein Insulin mehr produzieren kann – Typ-1-Diabetiker leiden deshalb unter *absolutem* Insulinmangel:

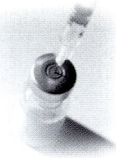

Der Steckbrief des Typ-1-Diabetikers

- Meist schlanke Menschen unter 30 Jahren, bei denen sich die Erkrankung rasch entwickelt.

- Typische Symptome: Durst, Gewichtsverlust, häufiges Wasserlassen, Müdigkeit, Schlappheit, manchmal Sehstörungen, Infekte, Acetongeruch.

- Insulinbedarf rund um die Uhr – Insulin ist hier ein Muss!

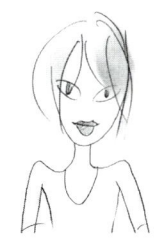

Frau Klar ist bereits seit ihrem 10. Lebensjahr Diabetikerin.

Behandlungsziele bei Typ-1-Diabetes

- Blutzuckerwerte möglichst nahe am Normalbereich, d. h. über 50% der Blutzuckerwerte im Zielbereich 80–120 mg/dl

- HbA_{1c} möglichst so niedrig, wie es ohne Auftreten schwerer Unterzuckerungen möglich ist; HbA_{1c}-Werte über 7,5% müssen „angepackt" werden.

- Verhinderung schwerer Unter- bzw. Überzuckerungen mit den Folgen Bewusstlosigkeit und Koma durch Einnahme von Glukose und Spritzen von Glukagon bei Unterzuckerung bzw. Insulin bei Überzuckerung.

Was Sie als Typ-1-Diabetiker selbst tun müssen

- Blutzuckerselbstmessung 4-mal am Tag (vor jeder Mahlzeit und vor dem Schlafengehen), in besonderen Situationen (Sport, Infektionen) auch häufiger.

- Bei Verdacht auf nächtliche unbemerkte Unterzuckerungen und bei Insulinänderungen auch Blutzuckermessungen nachts zwischen 2 und 3 Uhr.

- Wenn Sie Ihre Therapie umstellen, messen Sie auch 2 Stunden nach der Mahlzeit.

- Lassen Sie sich regelmäßig untersuchen.

- Risikofaktoren ausschalten, z. B. Übergewicht verringern, mit dem Rauchen aufhören.

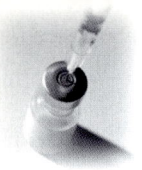

Behandlung des zu hohen Blutzuckers

HbA_{1c} – das Blutzuckerlangzeitgedächtnis Ihres Körpers

Hoher Blutzucker verzuckert nicht nur Hämoglobin, sondern auch andere Eiweiße (Proteine) des Körpers.

Der HbA_{1c}-Wert im Blutserum gibt den Anteil des „verzuckerten" oder mit Zucker beladenen roten Blutfarbstoffs Hämoglobins (kurz: Hb) an. „A_{1c}" bezeichnet eine Untergruppe des Hämoglobins. Bei jedem Menschen verzuckert ein Teil des Hämoglobins. Dieser Anteil hängt direkt von der durchschnittlichen Blutzuckerkonzentration ab. Damit lässt sich der Blutzuckerverlauf der letzten acht bis zehn Wochen ermitteln.

Je niedriger der HbA_{1c}-Wert Ihres Blutes liegt, desto geringer ist das Risiko für Folgekrankheiten.

Bei Diabetikern gilt: HbA_{1c} – gesünder unter 7!

- Bei gesunden Menschen liegt der HbA_{1c} (je nach Labor) ungefähr zwischen 4 und 6,5%,
- bei gut eingestellten Diabetikern zwischen 6,5 und 7%,
- bei schlecht eingestellten Diabetikern über 7,5%.

Im Alltag neigt man dazu, sich von Blutzuckeranstiegen im Tagesverlauf beeindrucken zu lassen, z.B. nach dem Verzehr von Weintrauben und anderen kohlenhydratreichen Speisen oder durch Aufregung. Jedoch wird der HbA_{1c}-Wert durch diese kurzen Blutzuckerspitzen kaum beeinflusst, sondern mehr durch hohe Blutzuckerwerte über viele Stunden, zum Beispiel in den langen Nachtstunden bis zum Aufstehen, z.B. durch zu wenig Insulin oder zu üppige Spätmahlzeiten.

Blutzuckersenkende Medikamente

Die Basis der Behandlung insbesondere des Typ-2-Diabetes ist es, die Ernährung anzupassen und eventuelles Übergewicht zu reduzieren Lässt sich mit diesen Maßnahmen jedoch auf Dauer kein HbA_{1c}-Wert von 6,5% halten, müssen zuätzlich blutzuckersenkende Medikamente (Antidiabetika) eingenommen werden.

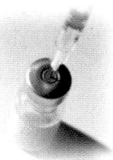

Einige dieser Medikamente sind jedoch bei eingeschränkter Nierenfunktion nicht geeignet; außerdem besteht bei nachlassender Nierenfunktion und bei ausgeprägten Folgekrankheiten Unterzuckerungsgefahr – dies muss bei der medikamentösen Behandlung des Diabetes durch eine Reduktion der Dosis berücksichtigt werden.

Metformin: Siofor®, Glucophage®, Diabetase®, Diabesin®, Mediabet®.

Ideal für Übergewichtige, wenn das Blutzuckerziel ohne Medikamente noch nicht erreicht werden konnte. Günstig zur Verhütung von Schlaganfällen und Herzinfarkt.

Nicht geeignet bei Nierenschwäche, Lungen- und Herzerkrankungen und im hohen Alter.

Sulfonylharnstoffe: Amaryl®, Euglucon®, Glibenclamid®, Glurenorm®.

Ideal für Kombinationen mit Metformin, Gliniden oder Insulin oder für Typ-2-Diabetiker ohne Übergewicht.

Gliquidon (Glurenorm®) kann auch bei eingeschränkter Nierenfunktion (Serumkreatinin über 1,2 mg/dl oder Kreatinin-Clearance unter 90 ml/min) in der üblichen Dosierung eingesetzt werden.

Glinide: Novonorm®, Starlix®.

Ideal für die Behandlung erhöhter Blutzuckerwerte nach dem Essen (keine Unterzuckerungsgefahr bei Einnahme nur zum Essen) sowie in Kombination mit Metformin oder mit Basalinsulin in der Nacht.

Novonorm® ist bei eingeschränkter Nierenfunktion (Kreatinin-Clearance bis 30 ml/min) geeignet.

Glitazone: Avandia®, Actos®.

Verbessert die Insulinaufnahme (ähnlich wie körperliche Aktivität). Ideal für die Kombination mit Metformin oder Sulfonyl-

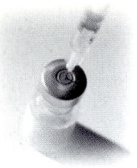

harnstoff. In Deutschland für die Kombination mit Insulin noch nicht zugelassen.

Geeignet bei eingeschränkter Nierenfunktion (Kreatinin-Clearance bis 30 ml/min).

Alpha-Glucosidase-Hemmer: Diastabol®, Glucobay®.

Ideal zur Senkung des erhöhten Blutzuckers nach den Mahlzeiten, ideales Ergänzungsmedikament.

Nicht geeignet bei eingeschränkter Nierenfunktion!

Insuline

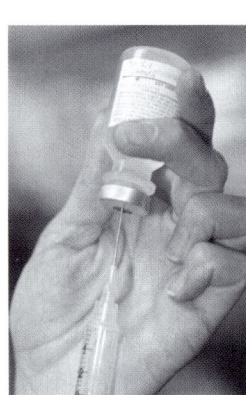

- Schnellwirksame Insulinanaloga: Humalog®, Novo Rapid®
- Normalinsuline: z. B. Insuman Rapid®, Actrapid®, Berlinsulin Normal®, Huminsulin Normal®
- Verzögerungsinsuline: z. B. Insuman Basal®, Protaphan®, Berlinsulin Basal®, Huminsulin Basal®
- Langwirksames Analoginsulin: Lantus®
- Mischinsuline aus Normal- und Verzögerungsinsulin: z. B. Insuman Comb25®, Actraphane®, Berlinsulin 30/70®, Huminsulin Profil III®
- Mischinsuline aus schnellwirksamen Insulinanaloga mit Verzögerungsinsulinen: z. B. Novo Mix®, HumalogMix®.

Eine Insulinbehandlung bei Typ-2-Diabetes ist sinnvoll, wenn

- Ihre Blutzuckerwerte bzw. der HbA_{1c}-Wert trotz blutzuckersenkender Tabletten immer noch zu hoch sind,
- Sie vor einer Operation stehen,
- Ihr Blutzucker gerade komplett aus den Fugen geraten ist,
- Sie gerade einen Herzinfarkt erlitten haben,
- bei Albumin im Urin und vor allem, wenn Ihr Kreatininwert im Blutserum erhöht ist (beginnende Nierenschwäche).

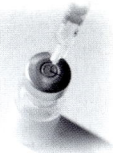

Behandlung des zu hohen Blutdrucks

Bluthochdruck (Hypertonie) kommt häufig bei Diabetes mellitus vor und ist ein „Hochrisikofaktor", denn das Risiko für Schäden an den kleinen Blutgefäßen der Niere, der Augen, aber auch an den großen Blutgefäßen von Herz und Gehirn vergrößert sich durch den hohen Druck, mit dem das Blut durch die Gefäße fließen muss. Deshalb müssen Diabetiker ihren Blutdruck möglichst niedrig halten, denn dies kann sehr beeindruckend die Schäden an den großen und kleinen Blutgefäßen senken und damit Folgekrankheiten verhindern.

Je niedriger Ihr Blutdruck, desto besser für Ihre Niere!

Von einem zu hohen Blutdruck spricht man, wenn der obere (systolische) Blutdruck > 135 mmHg und/oder der untere (diastolische) Blutdruckwert > 85 mmHg liegt.

Blutdruckziele

- bei Diabetes: oberer Wert < 130 mm Hg, unterer Wert < 80 mm Hg
- bei Mikroalbuminurie (d. h. bei beginnender Eiweißausscheidung): oberer Wert < 120 mm Hg, unterer Wert < 80 mm Hg
- Bei sehr alten Menschen oder bei schweren Durchblutungsstörungen kann auch ein höherer Blutdruck als Ziel gesetzt werden.

Bei Diabetes ist jeder Blutdruck über „normal" zu behandeln!

● **Blutdruckwerte**

	obere/systolische	untere/diastolische
optimal	unter 120	unter 80
normal	unter 130	unter 85
„hoch"normal	130–139	85–89
Bluthochdruck		
Schweregrad 1	140–159	90–99
Schweregrad 2	160–179	100–109
Schweregrad 3	über 180	über 110

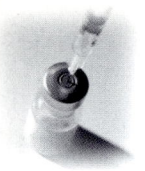

Die Blutdruckmessung

Notieren Sie die Werte der Blutdruckmessung in Ihrem Blutzuckertagebuch.

Ihren Blutdruck sollten Sie regelmäßig selbst kontrollieren. Sie erhalten damit vermutlich niedrigere und zutreffendere Werte als bei der Messung in der Arztpraxis und damit eine wertvolle Hilfe für Ihre Selbstbehandlung, z.B. über die Wirkung von Medikamenten oder über die Auswirkung von sportlicher Bewegung: Wenn Sie z.B. vor und $1/2$ Stunde nach einem ausgedehnten Spaziergang oder einer Wanderung Ihren Blutdruck messen, werden Sie möglicherweise staunen, wie gut diese Aktivität Ihrem Blutdruck (und übrigens auch Ihrem Blutzucker) getan hat. Dies ermöglicht Ihnen außerdem eine selbständige Dosisanpassung Ihrer Blutdruckmedikamente – die Sie jedoch vorher mit Ihrem behandelnden Arzt absprechen müssen.

Für die Selbstmessung des Blutdrucks können Sie sich in Ihrer Apotheke ein Gerät kaufen, dort wird man Ihnen auch sagen, was man bei der Handhabung beachten muss. Fragen Sie auch Ihren Arzt nach einer Hypertonieschulung.

Die 24-Stunden-Blutdruckmessung führt Ihr behandelnder Arzt durch. Sie hat bei Diabetes eine große Bedeutung, denn so kann festgestellt werden, ob der Blutdruck in der Nacht ausreichend tief absinkt; falls dies nicht der Fall ist, steigt das Risiko für Albuminausscheidung im Urin. Außerdem liefert sie Hinweise auf bluthochdruckbedingte Erkrankungen und überprüft den Behandlungserfolg der blutdrucksenkenden Medikamente.

Medikamente bei zu hohem Blutdruck

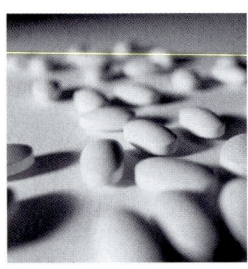

Bei zu hohem Blutdruck wird der Blutdruck mit Medikamenten langsam auf < 130/80 mmHg abgesenkt. Dafür stehen bei Typ-1- und Typ-2-Diabetes **ACE-Hemmer** (relativ nebenwirkungarm) oder **AT1-Rezeptor-Blocker** (noch nebenwirkungsärmer) an erster Stelle. Diese Medikamente werden vor allem bei bestehender Nephropathie und/oder Herzinsuffizienz eingesetzt.

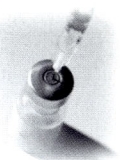

Kardioselektive Betablocker kommen vor allem bei koronarer Herzkrankheit und nach Herzinfarkt zum Einsatz. Insbesondere zur Absenkung des oberen Blutdruckwerts werden **Kalziumantagonisten** eingesetzt. **Diuretika** (Entwässerungstabletten) sind besonders geeignet in Kombination mit anderen Blutdruckmedikamenten und werden bei gleichzeitiger Herzschwäche angewendet.

Wenn Ihre Blutdruckwerte nach 4–6 Wochen immer noch nicht im „Ziel" angekommen sind, wird Ihr Arzt das erste Medikament durch ein weiteres ergänzen, das einen besonders guten Unterstützungseffekt hat. Ist der Blutdruck nach weiteren 3 Monaten immer noch zu hoch, kann ein weiteres Blutdruckmedikament hinzugefügt oder das alte ersetzt werden.

Reserve-Blutdrucktabletten sind **zentralwirksame Blutdruckmedikamente** für „hartnäckigen" Bluthochdruck oder in der Schwangerschaft.

▬ Was Sie selbst für Ihren Blutdruck tun können

- Nehmen Sie an einer Blutdruckschulung teil – fragen Sie Ihren Arzt danach!

- Schränken Sie das Rauchen ein! (siehe „Wie werde ich Nichtraucher" ab Seite 109)

- Sparen Sie Kochsalz ein! (siehe „Blutdruck senken – Salz sparen" ab Seite 79)

- Vermeiden Sie eine weitere Gewichtszunahme oder (besser!) reduzieren Sie Ihr Übergewicht! (siehe „Abnehmen – aber richtig!" ab Seite 101)

- Bewegen Sie sich mehr!

- Beschränken Sie sich auf 1 Glas Alkohol am Tag.

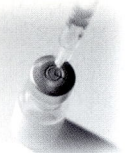
Wichtige Hilfe bei der Selbstkontrolle: Der Gesundheits-Pass Diabetes

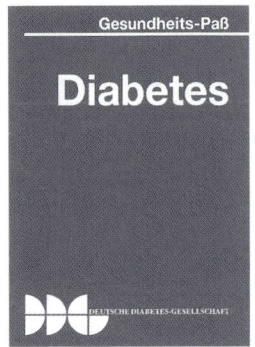

Mit dem Gesundheitspass Diabetes der Deutschen Diabetesgesellschaft können Sie selbst dafür Sorge tragen, dass die darin genannten Untersuchungen regelmäßig durchgeführt und eingetragen werden. Wenn Sie noch keinen Gesundheitspass Diabetes haben, besorgen Sie sich einen – fragen Sie Ihr Diabetesteam oder Ihren -arzt danach. Nehmen Sie diesen Pass zu jedem Arztbesuch (auch Augenarzt!) und bei einer eventuellen Klinikeinweisung mit.

Für Ihren Nierenschutz von Bedeutung sind die Werte zum Blutdruck, HbA_{1c}, Blutfette, Albumin (im Urin), Kreatinin (im Serum) und das Rauchen.

Jahr:	Datum (Tag/Monat)	I. Quartal: /	II. Quartal: /	III. Quartal: /	IV. Quartal: /
Wohlbefinden **Nicht-Rauchen** ✘	**Vereinbarte Ziele für dieses Quartal**				
Jahresziele	**In jedem Quartal**	(Labor: jeweils 1. Wert im Quartal; je nach Befund häufiger)			
kg	Körpergewicht				
/ mmHg	Blutdruck (5 min. Ruhe) ✘	/	/	/	/
von bis	Blutzucker nücht./postpr. (s. auch Selbstkontrollwerte)	/	/	/	/
	HbA_{1c} ✘				
	Schwere Hypoglykämien				
pro Woche	Häufigkeit Selbstkontrolle				
	Beine (Inspektion, Pulse)				
	Einmal im Jahr	(je nach Befund auch häufiger)			
<	Cholesterin ✘				
> /<	HDL-LDL-Cholesterin ✘	/	/	/	/
<	Triglyceride nüchtern ✘				
	Mikro/Makroalbuminurie ✘				
	Kreatinin im Serum ✘				
	Augenbefund				
Krankheitstage/Quart. I. II. III. IV.	Körperl. Unters. (einschl. Gefäße)				
Krankenhaustage/Quart. I. II. III. IV.	Periph./Auton. Neuropath.				
	Techn. Unters. (z.B. Sono o. B., EKG patholog.)				

10   11

Untersuchungen im Gesundheits-Pass

Behalten Sie Ihre Niere im Blick

Dieses Kapitel informiert Sie
über dieses wichtige Organ und
darüber, wie Sie es gesund erhalten können.

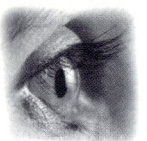

Wie die Niere funktioniert

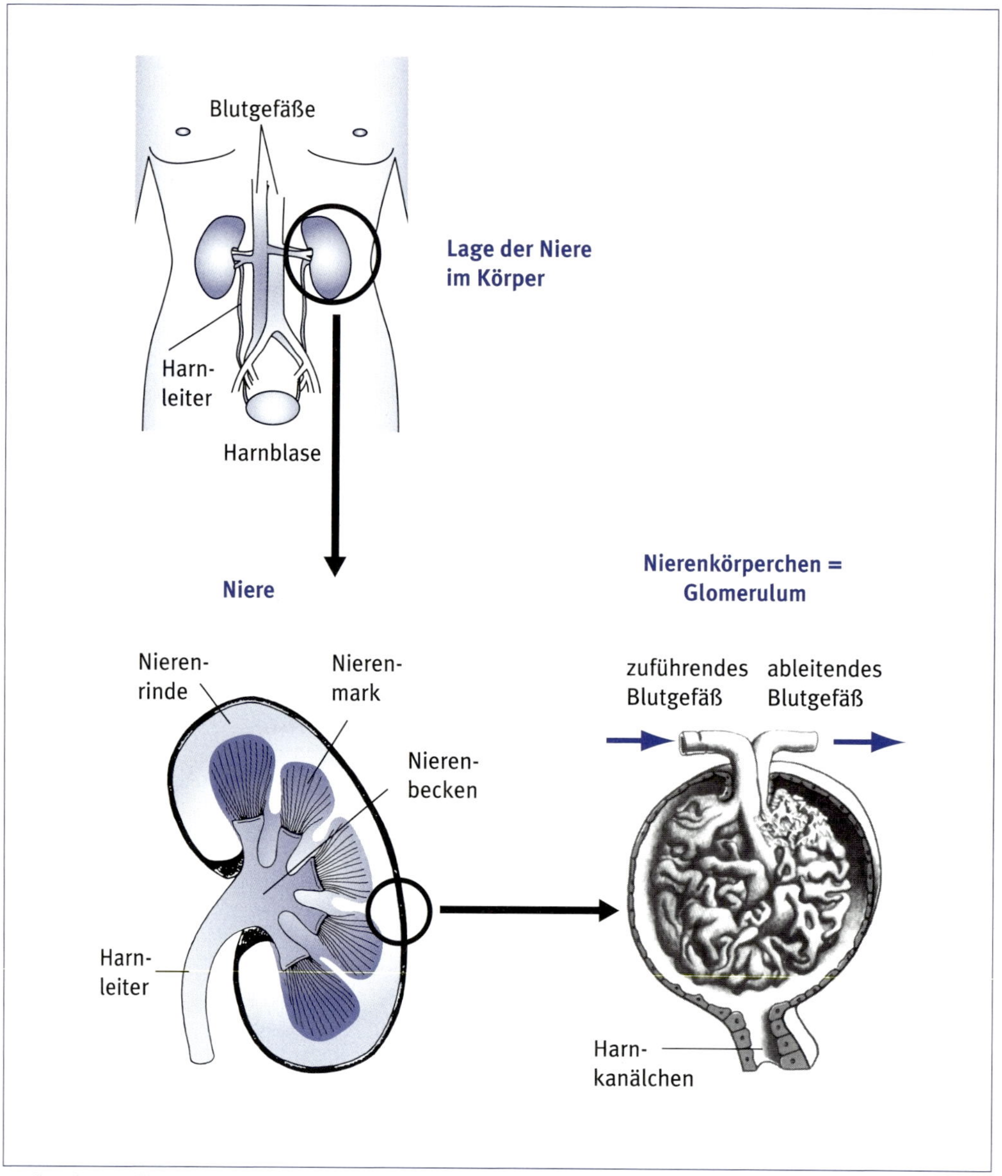

Blutgefäße

**Lage der Niere
im Körper**

Harn-
leiter

Harnblase

Niere

**Nierenkörperchen =
Glomerulum**

Nieren-
rinde

Nieren-
mark

Nieren-
becken

zuführendes
Blutgefäß

ableitendes
Blutgefäß

Harn-
leiter

Harn-
kanälchen

Mehr als 1 Million Nierenkörperchen sind in der Nierenrinde verteilt; sie leisten die „Reinigungs-
arbeit", d. h. sie trennen vom Blut 150-180 l Primärharn ab und filtern daraus den eigentlichen
Harn (meist 1,5–3 l).

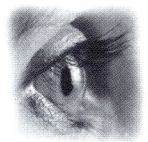

Die Niere hat die Aufgabe, Stoffwechselendprodukte und körperfremde Stoffe mithilfe des Harns aus dem Körper zu entfernen, indem sie das Blut filtert. Diese Filtration findet in den Nierenkörperchen statt, die im Bereich der Nierenrinde liegen; aber sie hat noch weitere Aufgaben:

„Nephron" heißt die Einheit aus Nierenkörperchen und Harnkanälchen;
„Nephropathien" = Nierenerkrankungen

- Sie reguliert den Wasser- und Flüssigkeitshaushalt,
- den Blutdruck sowie
- den Knochenstoffwechsel und
- bewirkt die Bildung roter Blutkörperchen.

Nicht nur bei Diabetikern kann es im Laufe des Lebens durch Arteriosklerose zu Erkrankungen an den Blutgefäßen (Angiopathien) kommen – sog. Makroangiopathien. Sie spielen sich an den großen und mittleren Gefäßen ab und können im Alter alle Menschen betreffen. Zusätzlich erkranken Diabetiker jedoch auch an Mikroangiopathien, das sind Schäden an den kleinen und kleinsten Blutgefäßen, den Kapillaren. Diese Schäden wirken sich besonders gravierend bei den Organen aus, in denen wegen des Stoffaustauschs ein enger Kontakt zwischen kleinen Blutgefäßen und umgebenden Geweben bestehen muss. So kann es bei Diabetikern zu Folgeschäden an den Augen (Retinopathie), den Nerven (Neuropathie), am Herzen (koronare Herzkrankheit) und den Nieren (Nephropathie) kommen. Insbesondere bei der diabetischen Nephropathie erhöht sich das Risiko, auch noch an weiteren Folgeschäden des Diabetes zu erkranken; deshalb ist hier eine frühzeitige Behandlung so wichtig!

▦ Folgen einer Nierenschädigung

- Die Ausscheidung von Albumin im Urin steigt an.
- Die „Klärleistung" der Niere nimmt ab.
- Der Blutdruck steigt an.
- Die Blutfette steigen an.
- Die Gefahr erhöht sich, an weiteren Folgeschäden des Diabetes zu erkranken.

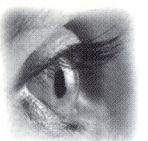

Ist Ihre Niere (noch) gesund?

Testen Sie selbst – wenn Sie mehr als eine Frage mit Ja beantworten, könnte Ihre Niere gefährdet sein:

	Ja	Nein
Wurde bei Ihnen mehrmals ein Blutdruck über 135/85 mm Hg gemessen?	☐	☐
Besteht Ihr Diabetes seit mehreren Jahren?	☐	☐
Wurde bei Ihnen bereits ein Diabetesschaden am Auge festgestellt?	☐	☐
Gibt es Nierenschäden in Ihrer nahen Verwandtschaft?	☐	☐
Wurde in Ihrem Urin einmal Albumin gefunden?	☐	☐
Rauchen Sie?	☐	☐

5 sec

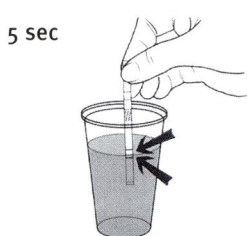

Erkennbar wird eine beginnende Nierenerkrankung an einer gesteigerten Eiweißausscheidung im Urin: **Mikro**albuminurie (kleine Albuminmengen im Urin: 20–200 mg Albumin/l Urin) oder auch **Makro**albuminurie (große Albuminmengen im Urin: > 200 mg Albumin/l Blut).

1 min

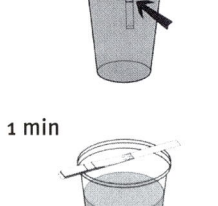

Mindestens einmal im Jahr muss daher bei Diabetikern der Urin auf den Albumingehalt untersucht werden. Diese spezielle Untersuchung ist nicht allein dem Arzt vorbehalten – hier können Sie selbst aktiv werden und in Ihrer Apotheke Teststreifen (z. B. Micral Test®/Roche Diagnostics) kaufen, um diesen Test bei sich zu Hause durchzuführen.

nach 1–5 min

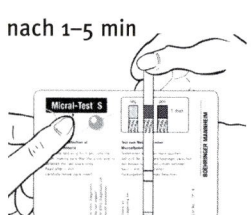

Nicht jeder Hinweis auf Albumin im Urin ist ein Warnzeichen, denn vorübergehend erhöht ist der Albumingehalt auch bei

- körperlicher Anstrengung – auch am Vorabend
- aktuell sehr hohem Blutzucker,
- aktueller Harnwegsinfektion,
- Herzschwäche,
- aktuell sehr hohem Blutdruck und
- aktuellem Fieber
- Antibiotikaeinnahme.

Micral Test®

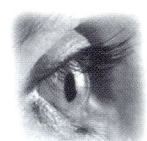

● **Bestimmung des Albumingehaltes im Urin (am besten im ersten Morgenurin)**

	Albumingehalt im Urin unter 20 mg/dl	Albumingehalt im Urin über 20 mg/dl
1. Bestimmung:	kein diabetischer Nierenschaden	Ausschluss von Messfehlern und anderen Ursachen
2. Bestimmung	kein diabetischer Nierenschaden	Verdacht auf diabetischen Nierenschaden
3. Bestimmung	kein diabetischer Nierenschaden	Verdacht auf diabetischen Nierenschaden
	Testwiederholung im nächsten Jahr	Weitere Untersuchungen

Eine diabetische Nierenschädigung liegt mit großer Wahrscheinlichkeit dann vor, wenn in zwei Proben in 2- bis 4-wöchigem Abstand eine Albuminmenge von über 20 mg/l nachgewiesen wird.

Wenn Ihr Albumingehalt im Urin andauernd erhöht ist, werden weitere Untersuchungen nötig, um das Ausmaß der Nierenschädigung festzustellen:

● Kreatinin-Clearance
● Urin (Sediment)
● Ultraschall der Nieren.

Kreatinin-Clearance – ein Maß für die Leistungsfähigkeit Ihrer Niere

Gemessen wird die „Klärleistung" der Niere mithilfe des Kreatiningehalts im Blutserum: Die Obergrenze für einen normalen Kreatiningehalt des Blutserums liegt bei der Frau um 0,9 mg/dl, beim Mann um 1,1 mg/dl. Im Lauf des Lebens nimmt die Geschwindigkeit ab, mit der die Niere das Blut reinigt.

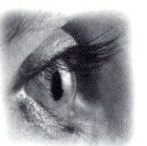

Genauer und zuverlässiger wird die Nierenleistung wiedergegeben mit der Reinigungsleistung pro Minute („Kreatinin-Clearance"). Gemessen wird sie durch Bestimmung des Kreatinins im Blutserum sowie im 24-Stunden-Sammelurin. Ersatzweise kann man sie auch nach folgender Formel berechnen, die sich allerdings bei stark übergewichtigen Personen oder starken Wassereinlagerungen nicht eignet:

Kreatinin-Clearance in ml/min =

$$\frac{(140 - \text{Alter}) \times \text{Körpergewicht in kg}}{72 \times \text{Serumkreatinin in mg/100 ml}}$$

oder

$$\frac{(140 - \text{Alter}) \times \text{Körpergewicht in kg}}{0{,}82 \times \text{Serumkreatinin in } \mu\text{mol/100 ml}}$$

Bei Frauen: Ergebnis × 0,85

● **Weitere Untersuchungsschritte bei erhöhtem Albumingehalt**

Kreatinin-Clearance über 90 ml/min	Kreatinin-Clearance unter 90 ml/min
alle sonstigen Untersuchungsbefunde in Ordnung	und/oder übrige Untersuchungsbefunde mit Krankheitszeichen
	= fortgeschrittene Nierenschädigung, nephrologische Untersuchung erforderlich!
	Wenn andere Ursachen als Diabetes ausgeschlossen sind:
= Nierenschädigung mit normaler Nierenfunktion	**= Nierenschädigung mit Funktionsverlust**
Stadium 1 a–1 b, je nach Albuminausscheidung	Stadium 2 a–2 c, je nach Kreatinin-Clearance

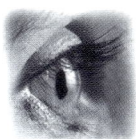

Stadien der diabetischen Nephropathie

Wenn bei Ihnen Albuminausscheidung festgestellt wurde, ist es besonders wichtig, eine weitere ungünstige Entwicklung zu verhindern – dazu gibt es wirksame Maßnahmen, die Sie selbst ergreifen können!

Wichtig dabei ist, dass Sie Ihren eigenen Weg finden. Zugegeben, mit dem Rauchen aufzuhören macht keine Freude und eine Ernährungsumstellung ist alles andere als bequem. Aber was Ihnen auf dieser Wegstrecke hilft, sind neue Erfahrungen und eine Stabilisierung Ihrer Gesundheit.

● **Stadien der diabetischen Nephropathie (nach „Praxisleitlinien DDG 2002")**

Stadium/ Beschreibung	Albumin- ausscheidung mg/l	Kreatinin- Clearance ml/min	Auswirkungen
1. Nierenschädigung mit normaler Nierenfunktion			Kreatinin im Blutserum im Normbereich
a. Mikroalbuminurie	20–200	über 90	Blutdruck im Normbereich steigend oder Bluthochdruck
b. Makroalbuminurie	über 200	über 90	Anstieg der Butfettwerte Fortentwicklung von koronarer Herzkrankheit (KHK) Gefäßverkalkungen an gehirnversorgenden Gefäßen, an Auge und Füßen Nervenschädigungen
2. Nierenschädigung mit Nierenschwäche			Kreatinin im Blutserum grenzwertig oder erhöht
a leichtgradig	über 200	60–89	Bluthochdruck, hohe Blutfettwerte, Unterzuckerungsneigung, rasches Fortschreiten von KHK, Gefäßverkalkungen an gehirnversorgenden Gefäßen, an Auge und Niere, Nervenschädigungen, Neigung zu Blutarmut, Knochenentkalkung
b mäßiggradig		30–59	
c hochgradig		15–29	
d terminal		unter 15	

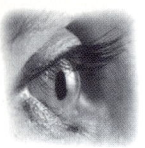
■ Frau Klar findet Eiweiß im Urin

Frau Klar ist seit ihrem 10. Lebensjahr Typ-1-Diabetikerin und hatte vor vielen Jahren auf einer Diabeteskur von dem Schreckgespenst „Dialyse" gehört und sofort innerlich zugemacht, wenn sie davon gehört oder gelesen hat. So hat sie das Thema jahrelang verdrängt und auch bis zu ihren Schwangerschaften nie Urinkontrollen auf Albumin gemacht.

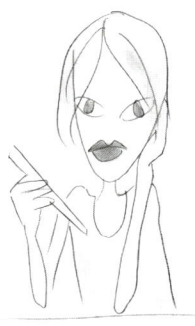

Während ihrer Schwangerschaften, die ohne Komplikationen verliefen, und danach setzte sie sich allmählich mehr damit auseinander. Bei einer Diabetesuntersuchung erfuhr sie von ihrem erhöhten Albuminwert im Urin. Anfangs war sie bestürzt, aber dann informierte sie sich doch, auch im Hinblick auf ihre Kinder. Was sollte Sie zuerst anpacken? Das Rauchen aufhören, den Blutzucker oder den Blutdruck senken oder die Ernährung umstellen – oder gar alles gleichzeitig? Die medikamentöse Behandlung Ihrer Mikroalbuminurie begann sie sofort mit einem besonders nierenwirksamen Medikament, einem sog. ACE-Hemmer.

Daraufhin ging ihre Albuminausscheidung zwar zurück, jedoch nicht vollständig. Das veranlasste sie, selbst für ihre Nierengesundheit aktiv zu werden und tatsächlich schrittweise ihre Ernährung umzustellen und mit dem Rauchen aufzuhören.

In der Tat war die Albuminausscheidung beim nächsten 24-Stunden-Sammelurin stark zurückgegangen. Die Freude über ihren Therapieerfolg war groß, das motivierte sie zum Weitermachen.

Nichtdiabetische Nierenerkrankungen

Da Albumin im Urin in sehr frühem Stadium einer Nierenschädigung nachweisbar ist, wird diese Vorsorgeuntersuchung sinnvollerweise nur bei Risikopersonen durchgeführt. Dazu gehören Menschen mit Diabetes mellitus.

Aber auch Bluthochdruck und Gefäßschäden ohne sichtbaren Zusammenhang mit Diabetes sowie Entzündungen und andere Ursachen können Schäden an den Nieren bewirken. Jedoch wird

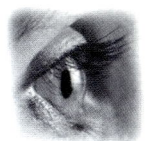

eine Nierenkrankheit ohne Diabetes als Vorgeschichte meist nicht über den Albumingehalt des Urins festgestellt werden, sondern eher durch

- zufällig gemessenen Eiweißgehalt im Urin,
- zufällig gemessenen erhöhten Kreatininspiegel im Blutserum,
- körperliche Symptome wie Ödeme (Wasseransammlungen) in den Beinen),
- Untersuchungen im Rahmen anderer Erkrankungen,
- Ultraschalluntersuchungen der Niere.

Nierenerkrankungen ohne Diabetesursache

- Vaskuläre Nephropathien, verursacht durch gefäßbedingte Minderdurchblutung der Niere, z. B. aufgrund von Gefäßschäden

- Chronischen Glomerulonephritiden (Gruppe von chronischen nichtbakteriellen Entzündungen der Nierenkörperchen):
  - Membranöse Glomerulonephritis
  - Membranoproliferative Glomerulonephritis
  - Fokal sklerosierende Glomerulonephritis
  - Rapid progressive Glomerulonephritis
  - IgA-Nephropathie
  - Minimal change Glomerulonephritis

- Chronisch interstitielle Nephritiden (Gruppe von chronischen Erkrankungen des Nierenzwischengewebes):
  - Chronisch bakterielle interstitielle Nephritiden
  - Chronisch nichtbakterielle interstitielle Nephritiden
  - Analgetikanephropathie (verursacht durch chronischen Schmerztablettengebrauch)

- Zystenniere = polyzystische Nierendegeneration, verursacht durch vollständige Durchbauung der Nieren mit Zysten (erblich bedingt)

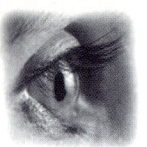

- Systemerkrankungen, z. B. Lupus erythematodes, eine besondere Form einer rheumatischen Bindegewebserkrankung, bedingt durch ein Autoimmunphänomen

- Sonstige Nierenerkrankungen, z. B. bei Plasmozytom, Amyloidose

Wenn bei Ihnen eine solche Nierenerkrankung bekannt ist, gelten für Sie die gleichen Gesundheitsziele dieses Ratgebers und Sie können alle in diesem Ratgeber beschriebenen Ernährungsmaßnahmen ebenfalls anwenden. Das Thema „Kohlenhydrate" können Sie jedoch bedenkenlos auslassen, auch die Kapitel „Kalium", „Phosphat" und „Trinkflüssigkeit"– sofern Sie nicht davon betroffen sind.

Begleiterkrankungen einer Nierenschwäche

Renale Osteopathie

Unter einer renalen Osteopathie versteht man eine Knochenerkrankung infolge Nierenschwäche.

Das komplizierte Zusammenspiel von Kalzium, Phosphat, aktivem Vitamin D und Parathormon ist wichtig für die Knochen. Bei einer Nierenschwäche kann Vitamin D nicht mehr in aktives Vitamin D_3 umgewandelt werden. Da dieses Vitamin jedoch in seiner aktiven Form für die Kalziumaufnahme wichtig ist, kann nur noch ein kleiner Teil des Kalziums aus der Nahrung aufgenommen werden. Um weiterhin Kalzium zur Verfügung zu haben, entnimmt der Körper das Kalzium den Knochen und gibt es an das Blut ab. Die Knochen werden schwächer.

Bei Nierenschwäche wird auch Phosphat nicht mehr genügend ausgeschieden und sammelt sich im Blut an. Die hohe Phosphatkonzentration im Blut entzieht dem Knochen zusätzlich Kalzium. Knochenabbau, Kalkablagerungen in den Weichteilen und Juckreiz sind die Folgen.

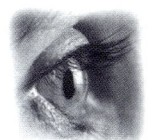

Die Nebenschilddrüsen im Hals bilden das Parathormon (PTH). Sinkt der Kalziumgehalt im Blut ab oder steigt der Phosphatgehalt an, wird PTH angekurbelt. Dann geben die Knochen Kalzium an das Blut ab und verlieren noch mehr Festigkeit.

■ Was bei renaler Osteopathie hilft

- Nahrungsphosphat einsparen (siehe S. 61).

- Bestimmte Medikamente, sog. Phosphatbinder, binden das Phosphat im Darm.

- Frühzeitig Vitamin D_3 als Medikament einnehmen.

- Körperliche Aktivität hilft, Knochen gesund zu erhalten.

Blutarmut (renale Anämie)

Müdigkeit, Appetitlosigkeit und blasse Haut können Zeichen einer Blutarmut bei Nierenschwäche sein. Besonders früh leiden Diabetiker mit Nierenschwäche an dieser Form der Blutarmut, der renalen Anämie.

Die Ursache ist ein Mangel am Hormon Erythropoetin, das bei Nierenschwäche nicht mehr in genügendem Umfang in den Nieren gebildet werden kann. Als Folge kann das Knochenmark nicht mehr genug rote Blutkörperchen (Erythrozyten) produzieren.

Inzwischen wird dieser Mangel durch künstlich hergestelltes Erythropoetin (EPO) erfolgreich behandelt. Eine frühe Behandlung der Anämie mit EPO verhindert und verzögert zudem Herz-Kreislauf-Erkrankungen.

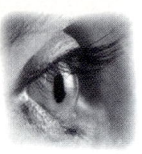

Gesundheitsziele bei beginnender Nierenschwäche

Ob sich bei der Diagnose „fortgeschrittene Nierenerkrankung" ein Bemühen wohl noch lohnt? Diese Frage scheinen sich viele Patienten, die an den Nieren erkrankt sind, zu stellen. Die Antwort lautet uneingeschränkt: Ja! In jedem Stadium einer Nierenerkrankung bis einschließlich der Dialyse macht eine gezielte Ernährungstherapie Sinn und es ist mit gewissen Einschränkungen möglich, ein normales Leben zu führen.

Insbesondere bei Diabetikern sind bei entsprechender Behandlung und regelmäßigen Stoffwechselkontrollen Folgeerkrankungen an der Niere vermeidbar. Bei schon bestehenden krankhaften Veränderungen an Nieren, Augen oder Gefäßen kann das Fortschreiten der Komplikationen durch entsprechende Maßnahmen verzögert oder verhindert werden. Wenn Ihre Nierenfunktion bereits eingeschränkt ist, sollte Ihnen Ihr Arzt außerdem eine spezielle nephrologische Therapie anbieten, um langfristige Schäden wie Knochenerkrankung, Azidose oder Hochdruckentgleisung zu vermeiden.

▪ Gesundheitsziele bei Nierenschwäche

Kontrastmittel für die Kernspintomografie sind jodfrei.

- Senken Sie Ihr LDL-Cholesterin unter 100 mg/dl.

- Vermeiden Sie jodhaltige Röntgenkontrastmittel.

- Harnwegsinfektionen müssen konsequent mit Antibiotika bekämpft werden!

- Regelmäßige ärztliche Kontrollen:
  - Blutdruck (z. B. 24-h-Blutdruckmessung)
  - Gehalt von Kreatinin, Harnstoff und Kalium im Blut
  - Bestimmung der Kreatinin-Clearance; ab einer Kreatinin-Clearance unter 60 ml/min (Stadium 2b): Hämoglobin, Hämatokrit, Phosphat, Kalzium, Parathormon und pH-Wert
  - Bestimmung der Albuminausscheidung im Sammelurin.

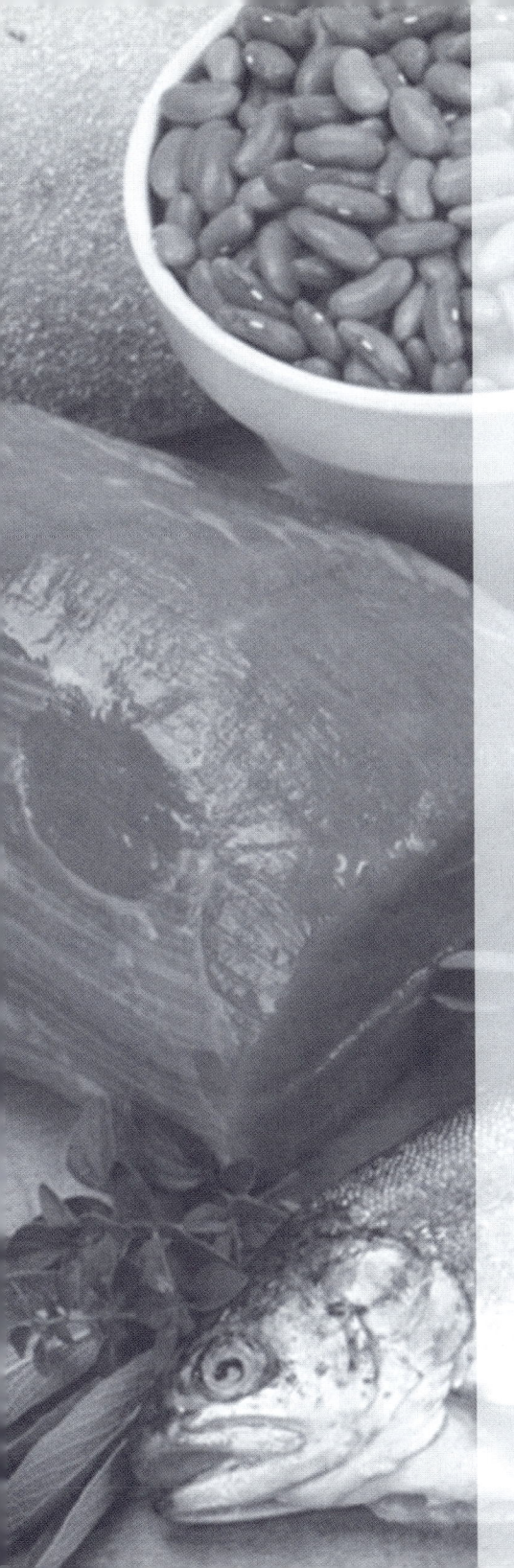

Eiweiß einsparen

Sie haben bei der Untersuchung
Ihres Urins festgestellt, dass Sie
wertvolles Albumineiweiß verlieren – und sollen dann auch noch
Nahrungseiweiß einsparen?
Warum das so wichtig ist steht
in diesem Kapitel.

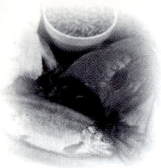

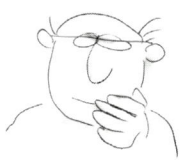

Herr Klipp fühlt sich
müde und schlapp

■ Herr Klipp hat einen erhöhten Kreatininspiegel

Weil Herr Klipp in letzter Zeit so müde und schlapp war, drängte ihn seine Frau, seinen Arzt aufzusuchen. Dort war er schon lange nicht mehr gewesen.

Seine Laborbefunde zeigten neben einem hohen Blutzucker einen erhöhten Kreatininspiegel. Der Arzt sagte ihm, das hätte etwas mit seiner Niere zu tun. Er konnte damit überhaupt nichts anfangen und war auch noch mit dem hohen Blutzuckerbefund beschäftigt.

Im Laufe der folgenden Monate konnten sich Herr und Frau Klipp auf die neuen Herausforderungen einstellen.

Seine Frau und er stellten die Ernährung um und schränkten ihren Eiweißkonsum ein. Durch diese und weitere Maßnahmen wie Blutdruck- und Blutzuckerbehandlung erreichen sie, dass sein Kreatininspiegel im Blutserum stabil blieb. Er verhinderte damit eine Verschlechterung seiner Nierenfunktion. Darüber hinaus konnte seine Frau wieder mehr mit ihm anfangen, weil er nicht mehr so müde und schlapp war.

Ziel: Eiweiß in der Nahrung einsparen

Es scheint zunächst logischer, dass Sie mehr Eiweiß essen müssen, wenn Sie ständig im Urin Eiweiß verlieren. Früher empfahl man sogar bei hoher Eiweißausscheidung im Urin eine Eiweißzulage! Jedes eiweißreiche Essen bürdet jedoch den Nieren viel Arbeit auf: Nach dem Verzehr einer großen Käse- oder Fleischportion leistet die Niere Überstunden, denn sie muss die Endprodukte des Eiweißstoffwechsels ausscheiden. Der Druck in den Nierenkörperchen und die Durchblutung der Nieren steigen nach dem Essen stark an.

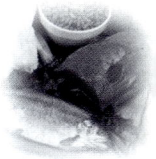

Die meisten Menschen bei uns essen zu viel Eiweiß, meist mehr als 100 g am Tag. Dadurch wird die Niere permanent zu Höchstleistung stimuliert. Gesunde Nieren halten dieser Eiweißbelastung offensichtlich stand, chronisch belastete Nieren jedoch nicht. Außerdem verkalken (sklerosieren) die Nierenkörperchen (Glomeruli) mit fortschreitendem Alter schneller. Darum sinkt die Nierenleistung meist mit zunehmendem Alter ab. Außerdem führt die damit verbundene hohe Kalziumausscheidung zur Entkalkung der Knochen (Osteoporose).

Wenn Sie beizeiten das Nahrungseiweiß einschränken, nehmen Sie Ihren Nierenkörperchen Arbeit ab und schützen Ihre Gesundheit für die Zukunft!

■ Vorteile einer eiweißsparenden Kost

- Entlastung der Niere durch die Senkung der Eiweißausscheidung über den Urin (Proteinurie).

- Senkung eines zu hohen Blutdrucks, denn eiweißarme Kost ist häufig auch kochsalzärmer.

- Senkung der Blutfette, denn eiweißarme Kost ist meist auch fett- und cholesterinärmer.

- Positive Wirkung bei renaler Osteopathie, denn eiweißarme Kost ist immer auch phosphatarm.

- Die Gefahr einer Azidose verringert sich, denn fleischarme Kost lässt weniger Säuren entstehen.

- Die Entwicklung der Gicht wird eingedämmt, denn eiweißarme Ernährung ist gleichzeitig auch purinarm.

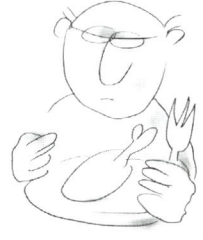

Auch wenn's am Anfang etwas schwer fällt – Herr Klipp wird wegen seiner Gesundheit seinen Fleischkonsum einschränken.

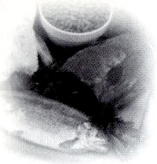
Wie viel Eiweiß brauchen Sie?

Tatsächlich jedoch verzehren typische Mitteleuropäer Tag für Tag doppelt so viel Eiweiß, nämlich 100–120 g!

Alle europäischen Ernährungsfachgesellschaften empfehlen, Nahrungseiweiß auf 0,8 g Eiweiß pro Kilogramm Körpergewicht (Sollgewicht) einzuschränken. Das **Soll**gewicht ist eine Orientierungshilfe und lässt sich grob so berechnen: Körpergewicht minus 100; Frauen können von diesem Wert noch 10% abziehen.

▪ Beispiele

- Herr Klipp ist 174 cm groß und 80 kg schwer, d. h. sein Sollgewicht ist ca. 74 kg:

  Er benötigt also 0,8 g Eiweiß × 74 kg = 59 g Eiweiß am Tag. Mindestens braucht er 0,6 g × 74 kg = 44 g Eiweiß am Tag.

- Frau Klar ist 165 cm groß und 61 kg schwer:

  Sie benötigt 0,8 g Eiweiß × 61 kg = 49 g Eiweiß am Tag. Mindestens braucht sie 0,6 × 61 kg = 37 g Eiweiß am Tag.

Wissenswertes zu Eiweiß

Eiweiß/Protein (= abgeleitet vom griechischen proteno – ich nehme den ersten Platz ein). Die Bausteine des Eiweiß heißen Aminosäuren. „Essenzielle" Aminosäuren kann der menschliche Organismus nicht selbst bilden. Sie müssen täglich mit der Nahrung zugeführt werden.

Eiweiß ist nicht nur Baustoff für alle Körperzellen, sondern auch Bestandteil von Blut, Muskeln, Enzymen und von einigen Hormonen. Eiweiß ist für den Körper ein lebensnotwendiger Nährstoff, der durch nichts zu ersetzen ist und nicht gespeichert werden kann.

Eiweiß aus tierischen Lebensmitteln kann besonders gut in körpereigenes Eiweiß umgewandelt werden, denn hier sind die Eiweißbausteine den menschlichen ähnlicher als in pflanzlichen Lebensmitteln. Man spricht daher von der hohen „biologischen Wertigkeit" tierischer Aminosäurengemische. Aber auch pflanz-

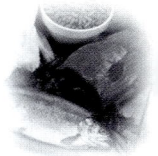

liche Lebensmittel, wie Hülsenfrüchte, Getreide, Kartoffeln und Gemüse liefern Eiweiß. Die Verwertbarkeit dieser Proteine für den menschlichen Körper ist zwar geringer, dafür belastet Pflanzeneiweiß die Niere weniger als tierisches Eiweiß.

Meistens ist tierisches Eiweiß mit Fett, Cholesterin und Purin verbunden, abgesehen von Ei- und Milcheiweiß, das keine Purine enthält. Purinreiche Ernährung fördert Gicht. Eiweiß- und fettreiche Ernährung ist gleichzeitig kalorien- und phosphatreich, meist auch salzreich und umgekehrt ballaststoffarm.

Bei zu hoher Aufnahme von Eiweiß wird dieses in Energie umgewandelt.

Biologische Wertigkeit von Eiweiß

Der Körper kann tierisches Eiweiß sehr gut „verwerten". Daher wurde empfohlen, häufig tierisches Eiweiß in Verbindung mit pflanzlichem Eiweiß zu essen, zum Beispiel als Kartoffel-Ei-Kombination. Man ging davon aus, dass sich durch die Kombination tierische und pflanzliche Eiweißbausteine ergänzen und damit aufwerten. In bestimmten Mischungsverhältnissen übertreffen solche Kombinationen tatsächlich die Wertigkeit von Fleischeiweiß. Ein bekanntes Beispiel hierfür ist die Kartoffel-Ei-Diät nach Kluthe und Quirin, bei der 30 g Hühnerei und 300 g Kartoffeln miteinander kombiniert werden. Diese Mischung deckt den Eiweißbedarf des Körpers optimal, da sie bei geringstmöglicher Eiweißmenge maximal verwertet wird. Jedoch wird diese Diät auf Dauer als einseitig und aufwendig empfunden, vor allem weil ständig beide Lebensmittel in dieser Menge zusammen verzehrt werden müssen.

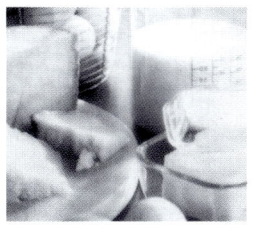

Die Weltgesundheitsorganisation hat 1990 eine vorläufige, neue internationale Bewertungsmethode von Nahrungseiweiß für den menschlichen Körper eingeführt. Diese heißt PDCAAS (Protein Digestibility Corrected Amino Acid Score) und hat die bei uns bisher benutzte „biologische Wertigkeit" abgelöst. Nach dieser Neubewertung ist tierisches Eiweiß für den Menschen noch besser verwertbar als bisher angenommen, pflanzliches Eiweiß

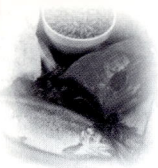

dagegen noch weniger – eine Ausnahme bildet bei letzteren jedoch Sojaeiweiß.

Der Verzehr gemischter und stark verarbeiteter Lebensmittel kennzeichnet die heutige Ernährung. Somit nehmen die meisten von uns, ohne es richtig wahrzunehmen, häufig Gemische verschiedener Eiweiße auf – denken Sie nur an Kuchen, Gebäck, Eierteigwaren, Snacks und die vielen Fertigprodukte. Wenn Sie den nachfolgenden Fragebogen zum Eiweißverzehr z. B. alle vier Wochen durchführen und dabei mindestens 10 Punkte erreichen, ist Ihre Versorgung mit hochwertigem Eiweiß auf jeden Fall ausreichend. Voraussetzung ist allerdings, dass Sie für eine erwünschte Gewichtsabnahme keine Hungerdiät durchführen, sondern Ihren Mindestenergiebedarf decken (s. S. 105).

Ist Ihr Eiweißverzehr zu hoch?

Das Ergebnis dieses Fragebogens ist umso genauer, je sorgfältiger Sie die Fragen beantworten. Nehmen Sie sich Zeit dafür!

Zum Einschätzen Ihrer üblichen Eiweißverzehrsmenge hilft Ihnen der folgende Fragebogen: Ordnen Sie Ihren Verzehr an *eiweißreichen* Lebensmitteln den folgenden Gruppen zu. Fassen Sie gelegentlichen Verzehr als Schätzung zusammen. Stellen Sie sich bei gemischten Lebensmitteln (wie Nudelsalat mit Wurst) bildlich vor, wie viel Fleisch, Wurst Käse, Milch, Jogurt oder Fisch für Ihre verzehrte Portion wohl eingesetzt worden ist.

Markieren Sie für jedes Lebensmittel die Zahl, die von der Häufigkeit für Sie zutrifft und tragen Sie diese in die rechte Punktespalte ein. Zählen Sie die Punkte zusammen. In der Auswertungstabelle auf S. 48 können Sie dann mithilfe dieser Punkte ermitteln, wie viel Gramm Eiweiß Sie pro Tag verzehrt haben.

Um Ihnen das Aufschreiben und Rechnen zu erleichtern sind in der Schätzung viele Lebensmittel bereits mit enthalten, wie Brot, Back- und Teigwaren, Gemüse, Kartoffeln, Reis, Süßigkeiten, Säfte, Obst, aber auch alkoholische Getränke und gemischte Lebensmittel wie Torten, Spätzle, Milchschokolade, Sahne, Sauerrahm, Kondensmilch und Kaffeesahne.

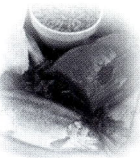

● **So ermitteln Sie Ihren Eiweißverzehr der letzten 7 Tage**

Häufigkeit:	weniger als 1-mal/ Woche	mindestens 1-mal/ Woche	mindestens 2-mal/ Woche	3- bis 4-mal/ Woche	mehr als 5-mal/ Woche	Summe
1 Portion Milch *oder* Buttermilch, Kefir, Dickmilch *oder* Kakao *oder* Sojamilch ... (200 ml)	0	1	2	4	6	
1 Portion Jogurt, Fruchtjogurt *oder* Pudding *oder* Milchreis ... (150–200 ml)	0	1	2	4	6	
1 gehäufter Teelöffel Quark *oder* körniger Frischkäse *oder* Schichtkäse ... (50 g)	0	1	2	4	6	
Harzer Roller, Mainzer Handkäse *oder* Korbkäse ... (20 g)	0	1	2	4	6	
1 kleine (daumenbreite) Portion Weichkäse, Schimmelkäse, Schafskäse *oder* Schmelzkäse, fettarm ... (25 g)	0	1	2	4	6	
1 (2-Finger-breite) Portion Weichkäse *oder* Schimmelkäse *oder* Schafskäse, fettreich ... (35 g)	0	1	2	4	6	
1 Scheiblette *oder* 1 Portion Schmelzkäse ... (20 g)	0	0	1	2	3	
1 Portion Sahneschmelzkäse *oder* Doppelrahmfrischkäse ... (20 g)	0	0	1	1	2	

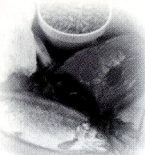

● **So ermitteln Sie Ihren Eiweißverzehr der letzten 7 Tage (Fortsetzung)**

Häufigkeit:	weniger als 1-mal/ Woche	mindestens 1-mal/ Woche	mindestens 2-mal/ Woche	3- bis 4-mal/ Woche	mehr als 5-mal/ Woche	**Summe**
1 kleines Ei (unter 60 g)	0	1	2	4	6	
1 Portion (je 1 gehäuft. Teelöffel) vegetarische Pastete *oder* veget. Brotaufstriche *oder* Salatzubereitung ... (25 g)	0	0	1	1	2	
1 Esslöffel Sojamehl *oder* Sojafleisch trocken ... (15 g)	0	1	2	4	6	
1 Scheibe Wurstaufschnitt fettarm *oder* Schinken roh/gekocht *oder* Corned beef ... (25 g)	0	1	2	4	6	
2 Scheiben Wurstaufschnitt fettreich *oder* Streichwurst *oder* Pastete ... (35–40 g)	0	1	2	4	6	
Salami *oder* Cervelatwurst ... (25 g)	0	1	2	4	6	
1 Esslöffel Schinkenspeck durchwachsen *oder* Schinkenwürfel mit Fett ... (30 g)	0	1	2	4	6	
1 Esslöffel fetter Speck, Rückenspeck ... (30 g)	0	0	0	1	2	
1 Scheibe Schnitt-, Hartkäse *oder* 1–2 Esslöffel Reibkäse ... (30 g)	0	2	4	8	10	

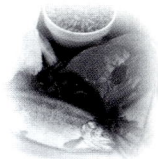

● So ermitteln Sie Ihren Eiweißverzehr der letzten 7 Tage (Fortsetzung)

Häufigkeit:	weniger als 1-mal/ Woche	mindestens 1-mal/ Woche	mindestens 2-mal/ Woche	3- bis 4-mal/ Woche	mehr als 5-mal/ Woche	**Summe**
1 Suppenteller Linsen, Bohnen, Erbsen (300 g) *oder* 6 Esslöffel gekochte Linsen, Bohnen, Erbsen, Kichererbsen *oder* Tofu … (100 g)	0	2	4	8	10	
2 Maultaschen … (120 g)	0	2	4	8	10	
2 Esslöffel Feinkostsalat: Fertigware wie Thunfischsalat *oder* Budapester Salat, Käsesalat, Fleischsalat *oder* Heringssalat … (120 g)	0	2	4	8	10	
1 Hamburger *oder* Cheeseburger *oder* Fishmäc *oder* Tiefkühl-Schlemmer-Baguette *oder* Quiche Lorraine	0	3	5	10	15	
1 Portion Currywurst, Bockwurst, Bratwurst *oder* Fleischkäse, Weißwurst, Brät *oder* Frankfurter Würstchen (1 Pärchen) … (150–200 g)	0	5	10	20	30	
1 kleine Portion Fleisch/ mager, z. B. Rindersteak, Schweinemedaillon, Hähnchenbrustfilet, Putenbrust … (140 g roh bzw. 100 g gegart)	0	5	10	20	30	

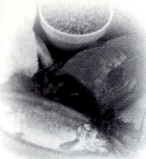
● **So ermitteln Sie Ihren Eiweißverzehr der letzten 7 Tage (Fortsetzung)**

Häufigkeit:	weniger als 1-mal/ Woche	mindestens 1-mal/ Woche	mindestens 2-mal/ Woche	3- bis 4-mal/ Woche	mehr als 5-mal/ Woche	**Summe**
1 normale Portion Fleisch/mager, z. B. Rindersteak, Schweinemedaillon … (bis zu 200 g roh bzw. 150 g gegart)	0	6	12	25	40	
1 große Portion Fleisch/ mager, z. B. Schweinemedaillon, Rindersteak … (bis zu 230 g roh bzw. 200 g gegart)	0	10	20	40	50	
$^1/_4$ Grillhähnchen *oder* 1 normale Portion Puten- *oder* Hähnchenbrust … (200 g roh)	0	10	20	40	50	
1 Portion Fleisch/fett *oder* Hackfleisch … (200 g roh)	0	5	10	20	30	
1 Portion Hackfleischgericht wie Frikadelle, Königsberger Klopse, Leberklöße, Cevapcici, Leberspätzle, Kohlroulade … (150–180 g)	0	5	10	20	30	
Lasagne *oder* Fleischtortellini *oder* Ravioli *oder* Cappeletti *oder* Nudelgericht mit Fleisch *oder* Spaghetti Bolognese *oder* Käsespätzle … (300 g)	0	5	10	20	30	
1 Tiefkühl-Pizza *oder* $^3/_4$ Pizza aus der Pizzeria … (330 g)	0	5	10	20	30	

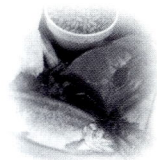

● **So ermitteln Sie Ihren Eiweißverzehr der letzten 7 Tage (Fortsetzung)**

Häufigkeit:	weniger als 1-mal/ Woche	mindestens 1-mal/ Woche	mindestens 2-mal/ Woche	3- bis 4-mal/ Woche	mehr als 5-mal/ Woche	**Summe**
1 Döner Kebab *oder* Toast Hawai *oder* 1 McRib *oder* 1 Big Mäc *oder* 1 McChicken	0	5	10	20	30	
Fisch geräuchert, mariniert oder gesalzen … (100 g)	0	5	10	20	30	
6 Fischstäbchen … (180 g)	0	5	10	20	30	
Fischzubereitung, z. B. Schlemmerfilet … (400 g)	0	5	10	20	30	
Fischkonserven, z. B. Hering in Tomatensoße *oder* Gabelbissen *oder* Brathering … (120–150 g)	0	5	10	20	30	
Krabben *oder* Hummer oder Krebse (ausgelöst) … (150 g)	0	5	10	20	30	
1 Portion Fisch/roh … (200–220 g)	0	10	20	40	50	
					Gesamtpunktzahl	

47

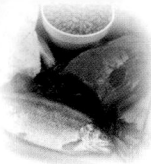

Auswertung: So viel Gramm Eiweiß nehmen Sie pro Tag zu sich

Ihr Gewicht in kg	über 71 Punkte	70–61 Punkte	60–51 Punkte	50–41 Punkte	40–31 Punkte	30–21 Punkte	20–11 Punkte	10–1 Punkte	keine Punkte
50	über 107	106–97	96–87	86–77	76–67	66–57	56–47	46–37	unter 36
60	über 115	114–105	104–95	94–85	84–75	74–65	64–55	54–45	unter 44
70	über 121	120–111	110–101	100–91	90–81	80–71	70–61	60–51	unter 50
80	über 127	126–117	116–107	106–97	96–87	86–77	76–67	66–57	unter 56
90	über 135	134–125	124–115	114–105	104–95	94–85	84–75	74–65	unter 64
100	über 142	141–132	131–122	121–112	111–102	101–92	91–82	81–72	unter 71
110	über 149	148–139	138–129	128–119	118–109	108–99	98–89	88–79	unter 78
120	über 156	155–146	145–136	135–126	125–116	115–106	105–96	95–86	unter 85

Dieser Auswertungstabelle liegt ein durchschnittlicher täglicher Energieumsatz bei leichten bis mittleren beruflichen Tätigkeiten und Freizeitverhalten zugrunde.

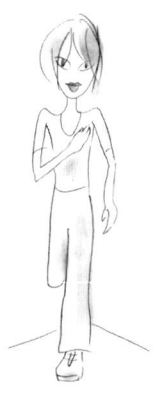

Wenn jemand körperlich so stark eingeschränkt ist, dass er einen sehr kleinen Bewegungsradius hat, setzt er weniger Muskelenergie um, deshalb ist hier die nächstniedrigere Gewichtsgruppe passender. Wenn Sie sich im umgekehrten Fall als körperlich deutlich aktiver einschätzen, lesen Sie Ihr Ergebnis aus der nächsthöheren Gewichtsgruppe ab.

Beispiel Frau Klar: Sie ist als Mutter von zwei kleinen Kindern ständig auf den Beinen und joggt zur Entspannung dreimal in der Woche ihre 5-km-Runden. Außerdem erledigt sie ihre Besorgungen weitgehend mit dem Fahrrad. 61 kg schwer, kann sie ihre Auswertung in der nächsthöheren Gewichtsgruppe (70 kg) durchführen.

Muskelmasse wird übrigens nur durch Training und nicht durch Eiweißzusätze erhöht.

Wer regelmäßig körperlich aktiv ist, braucht laut Empfehlung der Deutschen Gesellschaft für Ernährung übrigens keine Eiweißzulage – vorausgesetzt, sein Energiebedarf ist gedeckt.

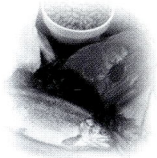

Herr Klipp berechnet seinen Eiweißverzehr

Sein Frühstück war meist gleich: täglich 2 Tassen Kaffee mit Kondensmilch, 2 Brötchen, Diätmargarine, 1 Scheibe Schnittkäse, 1 Portion Marmelade. Samstags zusätzlich 1 Frühstücksei:

7 Scheiben Schnittkäse/mehr als 5 × pro Woche	= 10 Punkte
1 Ei/mindestens 1 × pro Woche	= 1 Punkt

Nachdem Herr Klipp alle weiteren Mahlzeiten des Tages eingetragen hat, wertete er alles aus und kam auf satte 85 Punkte! Dann ermittelt er, wieviel Gramm Eiweiß er pro Tag zu sich nimmt: Bei 80 kg und leichter körperlicher Tätigkeit ermittelt er einen Verzehr von über 127 g Eiweiß pro Tag, d. h.:

- Sein „Ist"-Eiweißverzehr: Mehr als 127 g pro Tag

- Seine „Soll"-Eiweißempfehlung (s. S. 40): 59 g Eiweiß pro Tag

Herr Klipp erinnert sich, dass er im letzten Jahr aus Angst vor zu hohem Blutzucker eher an Brot und Obst gespart hat. Nun wird er umdenken und eher den Brotbelag ins Visier zu nehmen.

Wie Sie Ihre „Ist"-Aufnahme in die Nähe der „Soll"-Aufnahme bewegen können, erfahren Sie ab Seite 127 im Kapitel „Tipps und Tricks".

Wurde Frau Klar falsch beraten?

„Iss zwischen den Mahlzeiten Quark, wenn du Hunger hast". So wurde Frau Klar vor 21 Jahren beraten, als sie mit 10 Jahren ihren Typ-1-Diabetes bekam. Das hat sie oft genug gemacht. Oder sie hat sich Wurst- oder Käsescheiben aus dem Kühlschrank geholt. Auf dem Heimweg von der Schule blieb sie auch manchmal an der Currywurstbude „hängen" – ohne Brötchenbeilage wegen ihres Blutzuckers. So ist Frau Klar viele Jahre dem Irrtum erlegen, dass Eiweißaufnahme für ihren Diabetes besonders praktisch sei. Heute weiß sie es besser und ermuntert auch ihre Kinder, die keinen Diabetes haben, zu einer kohlenhydratreichen „5 × am Tag-Gemüse-und-Obst-Regel" (s. S. 124).

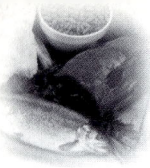

Vermeiden Sie Eiweißverluste!

Wertvolles körpereigenes Eiweiß erhalten!

Wenn Sie weniger Eiweiß verzehren, als Sie mit der Formel für Ihren persönlichen Eiweißbedarf ermittelt haben, überwiegen allerdings die Nachteile, d. h. es kommt zu einem Abbau von körpereigenem Eiweiß, z. B. in den Muskeln – die Auswirkungen auf den Herzmuskel sind beonders gefährlich:

- Verzichten Sie auf Fastentage, auch auf Saftfasten, Entschlackungstage, Blitzdiäten u. ä.
- Vermeiden Sie es, weniger als 1000 kcal am Tag zu essen.
- Unterschreiten Sie nie Ihr Minimum an Nahrungseiweiß.
- Lassen Sie regelmäßig den Gehalt von Albumin und Eiweiß in Ihrem Blutserum bestimmen.
- Grobe Ermittlung des Eiweißverzehrs: Ihren 24-Stunden-Sammelurin können Sie beim Arzt auf Reststickstoff/Harnstoff bestimmen, auf Eiweißzufuhr umrechen und stellen Sie diese Menge Ihrer selbst geschätzten Eiweißaufnahme dieses Zeitraumes gegenüber.
- Genauer kann der Nephrologe Ihren Eiweißverzehr pro Gramm/Körpergewicht/Tag über die PCR (= Protein-Katabolismus-Rate) im 24-Stunden-Sammelurin berechnen.

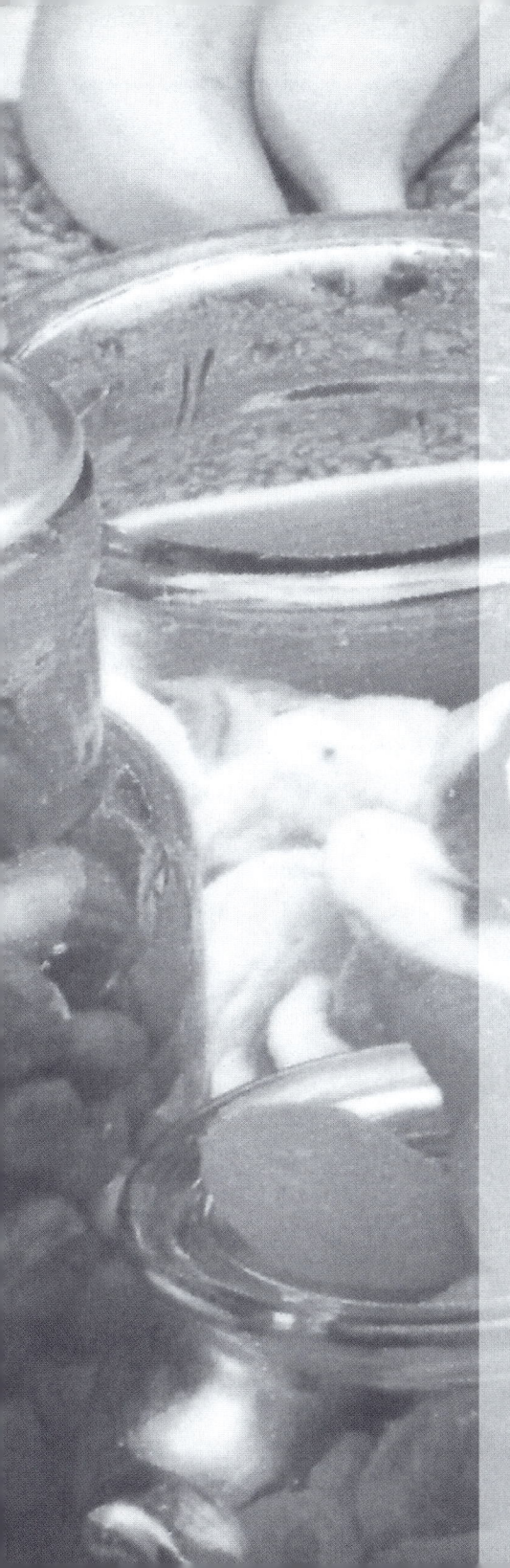

Kalium – ein Problem?

Neigen Sie zu einem sehr hohen oder umgekehrt zu einem zu tiefen Kaliumspiegel im Blut? In diesem Kapitel erfahren Sie, wie Sie durch die richtige Ernährung Ihren Kaliumspiegel in den Griff bekommen.

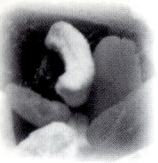

Der Normalwert von Kalium im Blut liegt zwischen 3,5 und 6 mmol/l. Zu wenig Kalium im Blut nennt man Hypokaliämie, bei zu viel Kalium im Blut spricht man von Hyperkaliämie.

Hypokaliämie

Ein normaler bis tiefer Kaliumspiegel ist eher typisch für eine beginnende Nierenerkrankung. Bei normaler Urinausscheidung und entsprechenden Medikamenten kann der Kaliumgehalt des Blutes abfallen. Bei Hypokaliämie sollte Ihr Essen einen hohen Kaliumgehalt haben.

Liegt der Kaliumspiegel bei Ihnen innerhalb oder gar unterhalb des genannten Bereiches, dann profitiert Ihr Blutdruck von einer kaliumreichen Ernährung. Sie können sogar die Kaliumbomben auf Seite 55 ohne Einschränkung genießen.

Hyperkaliämie

Bei Hyperkaliämie sollten Sie nicht mehr als 2000 mg Kalium/Tag aufnehmen

Neigung zur Hyperkaliämie entsteht eher im Laufe einer fortgeschrittenen Nierenschwäche, vor allem wenn die Urinausscheidung langsamer wird; Hyperkaliämie kann zu einer schweren Kaliumvergiftung führen.

Durch zu viel Kalium im Blut sind Sie gefährdet. Fragen Sie Ihren Arzt oder Ärztin, ob Sie Ihre Kaliumaufnahme einschränken müssen oder nicht. Wenn ja, auf wie viel mg/Tag? Eine kaliumarme Kost ist für viele Menschen mit nachlassender Nierenfunktion wichtig. Erhöhter Kaliumspiegel ist aber nicht nur auf kaliumreiches Essen zurückzuführen, auch Hungern oder Änderung in der Menge und Art von Medikamenten kann ihn ansteigen lassen.

Ein Kaliumanstieg im Blut kann auch auf Übersäuerung (Azidose) zurückzuführen sein: Bei fortgeschrittener Nierenschwäche kann die Niere überschüssige Säure aus dem Blut nicht mehr schnell genug ausscheiden. Diese Übersäuerung nennt

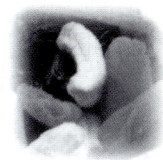

man renale metabolische Azidose. Ursache für eine Übersäuerung kann auch eine Ketoazidose durch Blutzuckerentgleisung bei Typ-1-Diabetes sein.

Bei einer Kaliumvergiftung ist die Weiterleitung im Nervensystem gestört, wodurch es zu Kribbelgefühl um den Mund herum und Muskelschwäche in den Beinen kommt. Achten Sie auf diese Warnzeichen. Wenn Sie diese bei sich entdecken, lassen Sie Ihren Kaliumspiegel im Blut sofort bestimmen, zum Beispiel in der Notaufnahme eines Krankenhauses. Die Gefahr von Herzrhythmusstörungen bis zum Herzstillstand ist umso größer, je höher der Kaliumwert liegt und je *schneller* er steigt!

Warnzeichen einer Kaliumvergiftung:
- Kribbeln in der Zunge und auf den Lippen
- Muskelschwäche in den Beinen
- Pulsverlangsamung

▪ Vorteile einer kaliumsparenden Kost

- Vermeiden von Kribbelgefühl in der Zunge und auf den Lippen (= Warnzeichen für eine Kaliumvergiftung).

- Vermeiden von Muskelschwäche und Muskelschmerzen in den Armen und Beinen (= Warnzeichen für eine Kaliumvergiftung).

- Vermeiden von Pulsverlangsamung (= Warnzeichen für eine Kaliumvergiftung) und Herzrhythmusstörungen.

- Keine Angst mehr vor Herzschwäche und Herzversagen.

Der Weg zur kaliumsparenden Küche

Kalium ist ein lebenswichtiger Mineralstoff, der in jeder Pflanze und in jedem Tier vorkommt. Kalium ist wasserlöslich und kann aus den Nahrungsmitteln herausgelöst werden: Duch Wasser platzen die Zellwände pflanzlicher und tierischer Zellen auf und das in den Zellen enthaltene Kalium wird freigesetzt. Durch Erhitzen in Wasser wird dieser Vorgang verstärkt, darum sinkt der Kaliumgehalt in gekochten Lebensmitteln und in Konservenobst und -gemüse und erhöht sich dafür umgekehrt im Koch- und Aufgusswasser. Auch Auftauwasser von Tiefkühlware ist kaliumreich.

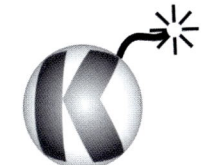

Entschärfen Sie Kaliumbomben!

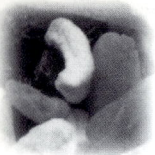

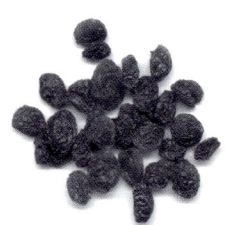

Rosinen enthalten viel Kalium.

Faustregeln zu Nahrungskalium

- Sehr kaliumreich sind Trockenprodukte, -konzentrate und -extrakte.
- Kaliumreich ist eine Ernährung mit vielen pflanzlichen Produkten.
- Kaliumreich sind in der Regel unverarbeitete bzw. wenig verarbeitete/verfeinerte Lebensmittel.
- Kaliumreich sind ebenfalls Koch-, Aufguss- und Auftauwasser
- Umgekehrt sind stark verarbeitete Lebensmittel wie Fette und Öle, Zucker und Zuckerwaren, helles Mehl und Teigwaren, geschälter Reis sowie Trink- und viele Mineralwasser eher kaliumarm.

Küchentechnisch lässt sich der Kaliumgehalt von Obst, Gemüse und Getreide senken (s. auch S. 60):

- alles möglichst klein schneiden,
- viel Wasser verwenden,
- kurz auf etwa 70 °C erhitzen, sofern das Lebensmittel dafür geeignet ist,
- Wasser wechseln,
- Wasser nicht weiter verwenden, da darin Kalium gelöst ist.

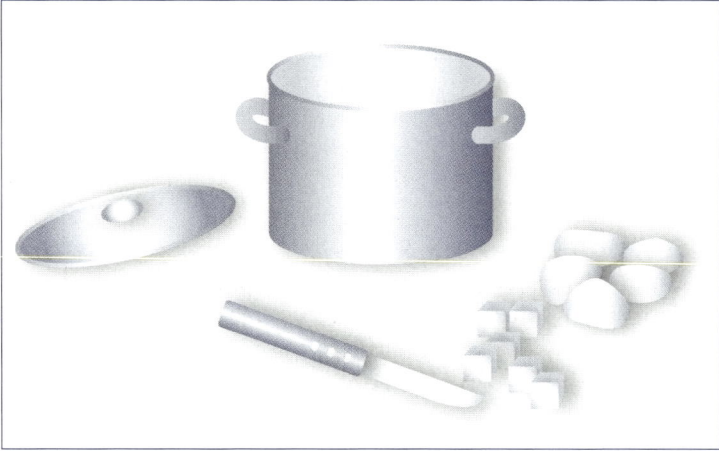

Um den Kaliumgehalt von Kartoffeln zu senken, schneiden Sie Kartoffeln sehr klein, kochen Sie sie in reichlich Wasser und schütten Sie danach das Kochwasser weg!

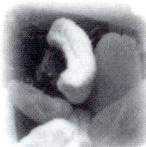

Große Kaliumbomben (über 700 mg/100 g)

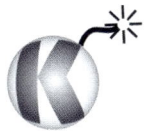

- Kochsalzersatzmittel, Diätsalz, Diätwürz-mittel (mit Kaliumchlorid)
- Tomatenkonzentrat, Tomatenmark
- Sojamehl, Sojafleisch, Sojabohne (geröstet), Sojaerzeugnisse, Soja-milch (frisch)
- Trockenfrüchte wie Aprikose, Pflaume, Bananenchips, Feige, Rosinen, Sultaninen
- Kartoffelchips
- Weizenkeime, Weizen- und Haferkleie
- Mandeln und Nüsse
- getrocknete Pilze

Kleinere Kaliumbomben (700–400 mg/100 g)

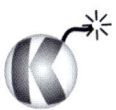

- Hülsenfrüchte: Linsen, Bohnen Erbsen, Kichererbsen
- Erdnüsse, Erdnussbutter und -mus, Studentenfutter
- Tomatensoße, Tomatensuppe
- Schokolade, Diätschokolade, Pralinen, Nugat und andere Ka-kaoerzeugnisse
- Diabetikerbackwaren und -vollkornzwieback, Früchtebrot
- Tomatenketchup, Schaschlik-Grillsoße, Barbecue-Grillsoße
- Roggenvollkornmehl und -erzeugnisse, Grünkern, Früh-stücksflocken mit Vollkorn, Schokolade und Trockenfrüchten
- frische Pilze
- Pellkartoffeln, Salzkartoffeln, Kartoffel-Rösti, Kroketten
- verschiedene Frischgemüsesorten: Fenchel, Feldsalat, Erbsen, Blattspinat, Kohlrabi, Sellerie, Rettich, Brokkoli
- verschiedene Frischobstsorten: Avocado, Banane, Passions-frucht/Maracuja, Johannisbeere (schwarz), Kiwi, Aprikose, Rhabarber
- Pizza je nach Zubereitung
- Fischkonserven

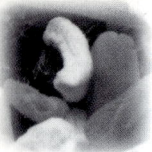

 Folgende Lebensmittel sind bei Verwendung in Kleinstmengen nur „Kaliumbömbchen":

- Kaffee-Instant-Pulver, Kaffeeweißer, Kaba, Kakaopulver
- Kresse, Petersilie, Schnittlauch
- Pulver für Suppen und Soßen
- Brühwürfel, Würzen, Würzsoßen und andere Würzmittel
- Hefe und Hefeflocken
- Ölsaaten wie Sesam, Leinsaat, Kürbiskern, Sonnenblumenkerne

Wenn Sie zu einem erhöhten Kaliumspiegel neigen, sollten Sie diese Getränke nicht regelmäßig trinken; wenn Sie davon trinken, bitte nicht mehr als 1 Glas!

Kaliumreiche Getränke
(unter 300 mg bis über 200 mg/100 g)

- Wein, Bier, Fruchtsäfte, z. B. Birne, Apfel, Orange

Kalium in mittleren Mengen
(unter 300 mg bis über 200 mg/100 g)

- Fleisch, Wurstwaren, Sülzen und Aspik
- Fisch, Thunfisch in Öl, Muscheln, Sprotte, Bückling
- Lebkuchen, Stollen, Mohnkranz, Marzipan, Nusskuchen
- Vollkornbrot mit Ölsamen, Pumpernickel
- vegetarische Bratlinge, vegetarische Pasteten, Sojaaufschnitt
- Nuss-Nugat-Creme, weiße Schokolade, Popcorn
- verschiedene Frischgemüsesorten: Erbsen, gelbe Rüben, Weinsauerkraut, Suppengrün
- verschiedene Frischobstsorten: Obstmischungen, Obstsalate, Mandarine, Süßkirsche, Papaya
- Kartoffelscheiben im Glas (Konserve)

Kaliumarme Lebensmittel
(unter 200 mg/100 g)

- Shiitake-Pilze (Konserve) abgetropft und auch frisch
- Gemüsekonserven, abgetropft
- Obstkonserven, abgetropft

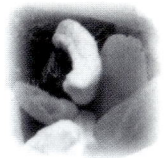

- Käse, Käsefondue, Käsesalat, Käsespätzle
- Brötchen, Baguette, Fladenbrot, Plundergebäck, Sahnetorten, Sandkuchen, Omelett, Baumkuchen, Honigkuchen, Windbeutel, Baiser, Kekse, Biskuitrolle usw.
- Reis geschält, Weizengrieß, Puffreis, Mehl, Mais, Grieß usw.
- Frühstücksflocken aus Mais, Reis, Getreide ohne Vollkorn
- Süßspeisen: Apfelmus, Fruchteis, Eiscreme, Pfannkuchen süß, Waffeln, Weinschaumsoße, Weincreme, Götterspeise
- Schlagsahne, saure Sahne, Mayonnaise
- Konfitüren, Fruchtaufstriche und Honig
- Gemüse und Obst: Zwiebeln, frisch gegart, Getreidesprossen, Luzernensprossen (Alfalfa), Apfelkompott abgetropft; Konserven: Rote Rübe abgetropft, Rotkohl gegart, Mohrrübe gegart, Schwarzwurzel gegart
- Eier, Eiersalat, Spiegeleier, Rühreier
- Spargelcremesuppe, klare Suppe mit Einlage, Nudelsuppe usw.
- Tee-Getränke, Bier mit Limonade, z. B. Radler

Fast kaliumfreie Lebensmittel (unter 200 mg/100 g)

- Öle, Butter, Margarine, Bratfett, Rindertalg, Schweineschmalz, Kokosfett usw.
- Limonaden, Diätlimonaden, Colagetränke, Brausen kalorienarm, Mineralwasser, Getränkepulver
- Götterspeise, Gelatine
- Zucker, Fruchtzucker, Milchzucker, Traubenzucker, Kunsthonig, Zuckerwaren
- Weinbrand, Liköre, Rum, Klarer, Eierlikör
- Stärkemehl, Sago (Tapioka)

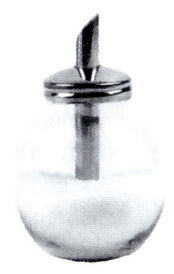

Zucker enthält kaum Kalium.

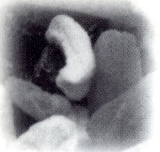

● **Kaliumgehalt in Lebensmitteln**

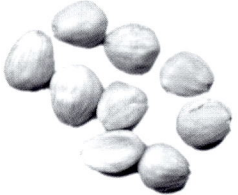

Kaliumreich	Kaliumarm
Kochsalzersatz: Diätsalz, Diätwürzmittel	Würzmischungen (s. S. 84) Feinwürzmittel, Würzsalze
Obst- und Gemüsesäfte	Limonade, Fruchtsirup, Diät-Limonade
Trockenobst, -gemüse	Marmelade, kandierte Früchte
Mandeln, Nüsse und Ölsamen	Öle, Butter, Fette
Nuss-Nugat-Creme, Schokolade	Zucker, Honig, Sirup Rübenkraut, Invertzucker, Vanillinzucker
Frischobst und -gemüse	Obst- und Gemüsekonserven
Tiefkühlobst- u. gemüse mit Auftauflüssigkeit	Tiefkühlobst und -gemüse ohne Auftauflüssigkeit
Pilze, frisch oder getrocknet	Pilzkonserven, abgetropft
Milch- und Sauermilchprodukte	Sahne-Wasser-Gemisch

Kaliumarme Speisen zu Hause und unterwegs

● Reisgerichte und Ei in Senfsoße
● Eis mit Sahne
● Königsberger Klopse mit Kapernsoße und Reis
● Nudelgerichte mit heller Soße oder mit wenig Fleisch
● Frühlingsrolle, Reis, Soße und Blattsalat
● Käsespätzle
● Nudelsalat mit Mayonnaise, Reissalat

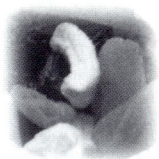

Herr Klipp geht gerne essen

Herr Klipp neigt zu einem zu hohen Kaliumspiegel, aber er trinkt gerne Wein und isst gerne Gemüse und Kartoffelgerichte.

Sonntags geht er mit seiner Frau manchmal essen. Im Restaurant hat er keinen Einfluss auf die Zubereitung.

Er löst das Problem, indem er am selben Abend Ausgleich schafft: Nach den kaliumreichen Kartoffelgerichten im Gasthaus isst er dann zu Hause z. B. Graubrot, Nudelsalat, Rahmaufstrich, Nudeln mit Pesto und andere kaliumarme Speisen.

● Kartoffelzubereitungen – Auswirkungen auf den Kaliumgehalt

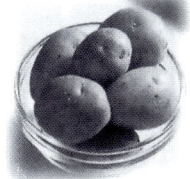

Kaliumgehalt ist hoch bei	Kaliumgehalt ist niedriger bei	Kaliumgehalt ist sehr niedrig bei
Pellkartoffeln	Dampfkartoffeln selbst zubereitet oder aus der Glaskonserve	Dampfkartoffeln kaliumarm selbst zubereitet*
Folienkartoffeln		
Backkartoffeln		
Pommes frites, Brat-kartoffeln, Kroketten	selbst zubereitet, dünn geschnitten, danach gewässert	selbst zubereitet*
Reibekuchen, Rösti aus der Gastronomie oder tiefgefroren	geraspelt und gewaschen	
Halbfertigprodukte für Knödel, Püree, Kroketten, Reibe-kuchen	Verzicht darauf oder selbst zubereiten durch Auswaschen und Abpressen der Kartoffelflüssigkeit	kaliumarm selbst zubereitet*

* nach Björn Schott, s. S. 60

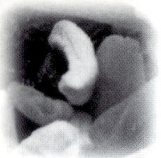

Zubereitung von Kartoffeln nach Björn Schott

Nach dieser Methode verlieren Kartoffeln bis zu 80% ihres Kaliums!

- Kartoffeln 2–3 mm dick schälen und in kleinere Stücke schneiden. Je kleiner, desto mehr Kalium wird herausgelöst.
- Zum Wässern die geschnittenen Kartoffeln in der 10-fachen Menge Wasser auf 70 °C erwärmen. Dazu Temperatur mit Bratenthermometer überprüfen, das Sie im Haushaltswarengeschäft kaufen können.
- Langsam abkühlen lassen. Dafür Isoliergefäß oder Wolldecke verwenden.
- Nach 3 Stunden das Wässern beenden und das Wasser abgießen.
- Mit frischem, kaltem Wasser zum Kochen aufsetzen, so dass die Kartoffeln ausreichend bedeckt sind.
- Nach dem Garen das Kochwasser wegschütten.

Ist das Wasser zum Wässern nicht ausreichend warm, löst sich weniger Kalium heraus, ist das Wasser dagegen zu heiß, tritt ein unerwünschter „Vorkocheffekt" auf, und die Kartoffeln zerfallen im Wässerungswasser. Darum sind mehligkochende Kartoffeln nicht geeignet.

Wer die Kartoffeln nicht wässern möchte, kann mit folgender Methode einen Kaliumverlust von 31–35% erzielen:

- 180 g geschälte Kartoffeln in etwa neun Stücke teilen.
- Die Kartoffeln in $^3/_4$ Liter frischem Leitungswasser acht Minuten kochen, anschließend das Kochwasser wegschütten.
- Erneut $^3/_4$ Liter frisches Wasser zugeben, restliche zehn Minuten kochen und das Kochwasser wiederum wegschütten.

Diese Praxistipps zum Einsparen von Kalium in Kartoffeln, Gemüse, Obst und Getreide sind freundlicherweise entnommen aus:

1. Huberta Eder, Henning Schott: Bessere Ernährung für Dialysepatienten. Kirchheim-Verlag. 3. Auflage. 2001

2. Huberta Eder: Bunte Küche für Dialysepatienten. Kirchheim-Verlag. 2000

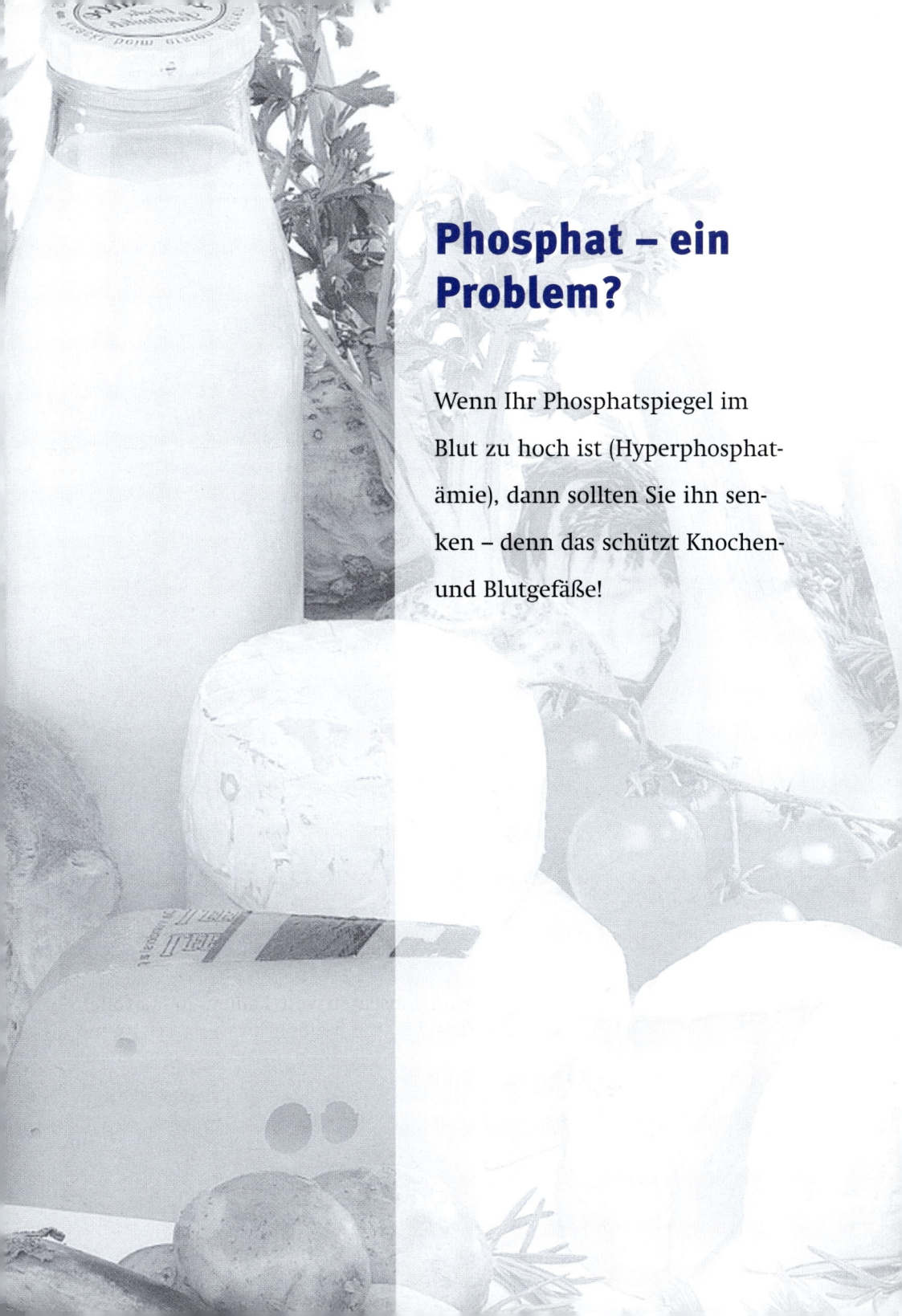

Phosphat – ein Problem?

Wenn Ihr Phosphatspiegel im Blut zu hoch ist (Hyperphosphatämie), dann sollten Sie ihn senken – denn das schützt Knochen- und Blutgefäße!

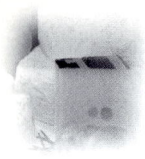

Der Normalbereich von Phosphat im Blut liegt zwischen 0,8 und 1,45 mmol/l. Ist der Phosphatspiegel erhöht, spricht man von Hyperphosphatämie. Ist dies bei Ihnen der Fall, sollten Sie nicht mehr als 1200 mg Phosphat/Tag aufnehmen.

Übrigens: Wenn an dieser Stelle von Phosphat die Rede ist, ist damit auch Phosphor gemeint und es gelten die gleichen Regeln.

Phosphor wird aus der Nahrung in den Körper aufgenommen und normalerweise als Phosphat durch die Nieren wieder ausgeschieden. Bei einem Nachlassen der Nierenfunktion kann nicht mehr genügend Phosphat ausgeschieden werden. Dies macht sich durch erhöhte Phosphatwerte im Blut bemerkbar. Auch durch spezielle Medikamente, so genannte Phosphatbinder, kann der Körper nur begrenzt Phosphat loswerden. Sie können ihrem Körper jedoch helfen, wenn Sie phosphatreiche Lebensmittel meiden. Da dies meist auch die eiweißreichen sind, schlagen Sie zwei Fliegen mit einer Klappe!

■ Vorteile einer phosphatsparenden Kost

- Sie verhindert Knochenabbau und damit Knochenschmerzen und Knochenbrüche.

- Sie verhindert das Verkalken der großen und kleinen Blutgefäße (Arteriosklerose).

- Sie verhindert eine Schädigung der Niere durch Phosphat.

So sparen Sie Phosphat ein!

Eiweiß sparen heißt auch Phosphat sparen!

Eiweiß ist immer mit Phosphat verbunden. Besonders viel Phosphat enthalten Fleisch, Fisch, und Geflügel sowie Eigelb, Milch und Milchprodukte (z. B. Käse).

Aber auch pflanzliche Eiweißträger wie Hülsenfrüchte, Nüsse und Mandeln sowie Vollkornprodukte führen reichlich Phosphat

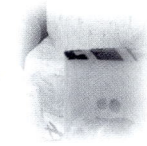

mit sich. Weder durch Kochen oder Wässern noch durch andere spezielle Verarbeitung kann das Phosphat aus den Lebensmitteln „hinausgeschwemmt" werden.

Obwohl Vollkornbrot dreimal soviel Phosphat enthält wie Weißbrot sollten Sie trotzdem nicht vollständig auf Weißbrot ausweichen, denn das im Vollkornbrot enthaltene Phosphat wird nur unvollständig aufgenommen. Das gilt vor allem für Brote, die mit Hefe gebacken wurden.

Durch üppigen Käsebelag auf dem Brot wird viel mehr Phosphat aufgenommen!

▓ Achtung – zu wenig Eiweiß schadet ebenfalls!

Eine extrem eiweißarme Ernährung spart zwar Phosphat, aber ein Eiweißmangel ist schädlich.

Mit dem Beginn einer Dialysebehandlung ist wegen des damit verbundenen Eiweiß- und Aminosäurenverlustes eine eiweiß*reiche*, aber phosphatarme Ernährung sinnvoll und notwendig.

Nach Nierentransplantation und bei besonders intensiven Dialyseformen (tägliche Dialyse) können sogar zu tiefe Phosphatwerte auftreten.

Phosphatzusätze in Lebensmitteln

Säuerungsmittel in Cola-Getränken, aber auch Schmelzsalze in Schmelzkäse enthalten Phosphat. Auch Lockerungsmittel oder Backpulver (in Backwaren), Verdickungs- und Geliermittel (z. B. in Pudding) sowie Kutterhilfsmittel (z. B. in Brühwürsten) können sehr phosphatreich sein.

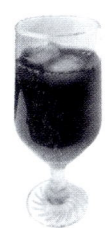

Wo kein schlachtwarmes Fleisch zu Wurst verarbeitet werden kann, darf Phosphat als Kutterhilfsmittel zugesetzt werden. Dies muss dem Käufer auf dem Verpackungsetikett oder bei offenem Verkauf auf einer Tafel kenntlich gemacht werden: „Mit Phosphat".

Vielen Getränken und Nahrungsmitteln wird Phosphat zugesetzt.

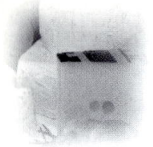

Inzwischen verzichten Bio-Metzgereien (z. B. BIOLAND), aber auch viele große Wursthersteller auf Phosphat und verwenden stattdessen phosphatfreies Citrat.

▦ Folgende E-Nummern auf der Zutatenliste von Lebensmitteln verraten Phosphatzusätze:

- ● E 332: Lecithin (= hoher Phosphatgehalt) anstelle von Eigelb

- ● E 338: Orthophosphorsäure in Coca Cola

- ● E 339: Natriumphosphate in Kondensmilch, Backpulver

- ● E 340: Kaliumphosphate in Wurstwaren

- ● E 341: Calciumphosphate in Getränkeeiweißen

- ● E 450: Phosphate in Backwaren, backfertigem Mehl, Brühwurst, Schmelz- und Kochkäse

---

Einkaufstipps

Auf diese sehr phosphatreichen Lebensmittel sollten Sie beim nächsten Einkauf lieber verzichten.

Um Phosphat zu sparen, verwenden Sie Weinsteinbackpulver anstelle des normalen; da es jedoch kaliumreich ist, sollten Kaliumsparer kaliumarmes Natron als Backtriebmittel bevorzugen.

Schränken Sie Ihren Wurstkonsum ein und kaufen Sie Wurstwaren ohne Phosphatzusatz, z. B. von Bio-Metzgereien. Auch auf Ihren Käsekonsum sollten Sie achten und anstelle von phosphatreichem Schmelzkäse und

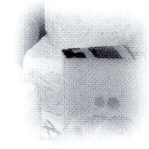

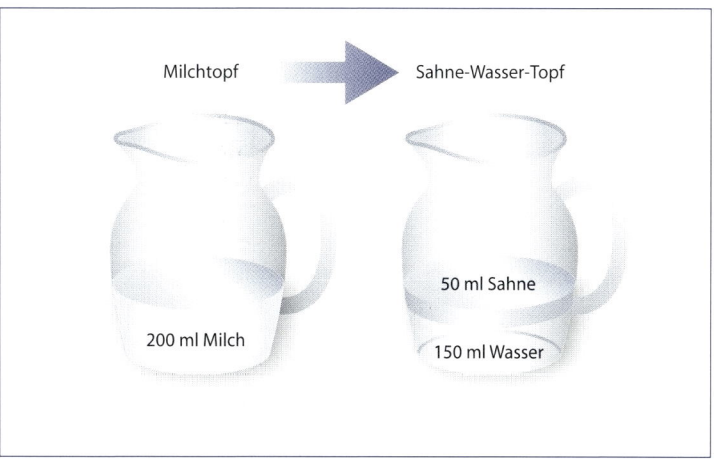

Milchtopf → Sahne-Wasser-Topf

50 ml Sahne

200 ml Milch

150 ml Wasser

100 ml Milch enthalten 98 mg Phosphat.
30 ml Sahne + 70 ml Wasser enthalten 20 mg Phosphat, das ist nur
noch ein Fünftel!

Scheibletten lieber Doppelrahmfrischkäse, Frischkäse oder
Weichkäse essen.

Trinken Sie anstelle coffeinreicher Cola-Getränke lieber Kaffee,
Limonade oder Fruchtsaftgetränke.

Nehmen Sie anstelle von Kondensmilch lieber Kaffeesahne oder
Schlagsahne. Anstelle von Milch sollten Sie zur Herstellung von
z. B. Pfannkuchen, Aufläufen, Brei, Milchreis, Pudding, Soßen,
Suppen oder Kartoffelpürree lieber ein Sahne-Wasser-Gemisch
verwenden. So können Sie den Phosphat-, Kalium- und Eiweißgehalt Ihrer Speise deutlich senken!

Schmelzkäse enthält
viel Phosphat!

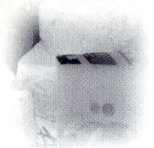

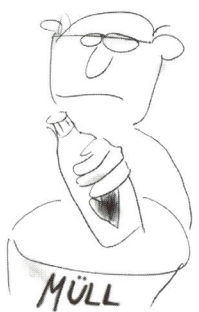

Herr Klipp wird wohl in Zukunft auf Herz-stärkungsmittel ver-zichten …

Herr Klipp und sein Phosphatspiegel

Durch regelmäßige Laborkontrollen wurde festgestellt, dass Herr Klipp, seitdem er konsequent das Eiweiß im Essen spart, in der Tat einen normalen Phosphatspiegel hat. Davor war dieser Wert ständig erhöht. Auch sein zu hoher Kreatininspiegel hat sich nun verbessert.

Dennoch stellte sein Arzt auch deutlich heraus, dass seine Niere derzeit nur noch zu einem Fünftel arbeitet. Ab dem Moment, wo seine Nierenleistung (Kreatinin-Clearance) auf unter 15 ml/Minute sinkt, würde eine Nierenersatztherapie, sprich Dialyse, erforderlich werden. Darum sei es für ihn nicht sinnvoll, wegen eines niedrigen Kreatinin- und Phosphatspiegels noch mehr mit dem Eiweiß im Essen zu geizen.

Übrigens wurde bei Herrn Klipp eine Zeitlang wieder ein hoher Phosphatspiegel im Blut gemessen. Es war dafür zunächst keine Ursache zu finden und bald war der Phosphatspiegel auch wieder in Ordnung. Was war geschehen? Das Herzstärkungsmittel, das er zum Geburtstag geschenkt bekommen hatte, war aufgebraucht – es enthielt viel (phosphatreiches) Lecithin …

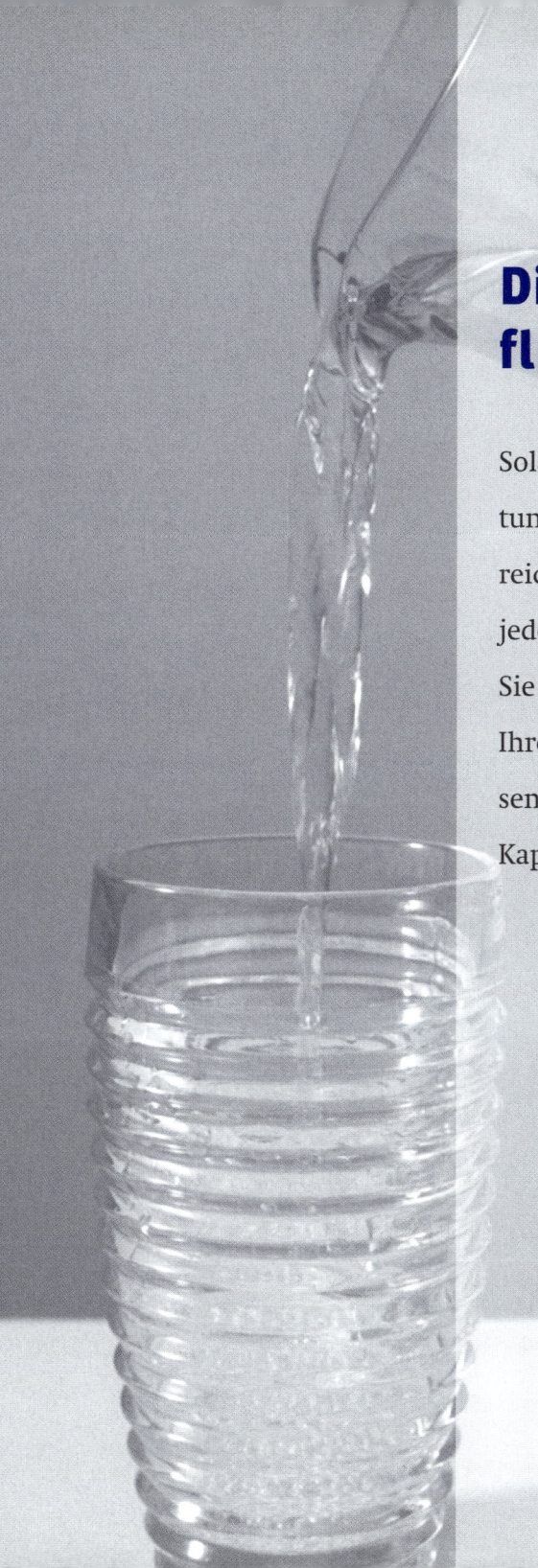

Die Trink-
flüssigkeit

Solange Ihre Niere die volle Leis-
tung bringt, profitieren Sie von

reichlicher Trinkmenge. Es kann

jedoch notwendig werden, dass

Sie aus bestimmten Gründen

Ihre Trinkmenge begrenzen müs-

sen – hierzu finden Sie in diesem

Kapitel Informationen.

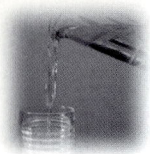
Nur in reichlich Wasser gelöst können Schlackenstoffe über die Niere ausgeschieden werden. Deutlich wird das am Beispiel des Blutzuckeranstiegs. Hier wird über den Harn Zucker ausgeschieden, der dem Körper viel Flüssigkeit entzieht. Trinken Sie daher, bevor Sie Durst empfinden.

Ältere Menschen können sich jedoch häufig nicht mehr richtig auf ihr Durstempfinden verlassen und trinken daher zu wenig. Die Folgen reichen von Konzentrationsproblemen bis hin zu Verwirrtheitszuständen.

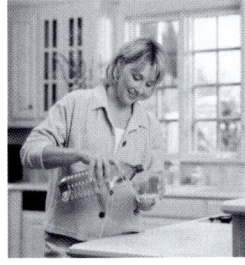

Wie viel Trinken ist gut?

Pro kg Körpergewicht sollten Sie pro Tag 35 ml Flüssigkeit aufnehmen

Am Beispiel von Frau Klar wären das bei 61 kg Körpergewicht pro Tag 2135 ml Flüssigkeit, die sie über Trinken und Essen aufnehmen sollte. Wenn Frau Klar an manchen Tagen etwas weniger isst, weil Sie nicht zum Essen kommt, dann sollte sie umso mehr trinken.

Der Flüssigkeitsbedarf erhöht sich durch Kochsalz, Nahrungseiweiß, Durchfall, Erbrechen, Fieber, körperliche Aktivität, Hitze und auch durch trockene kalte Luft.

Wann muss die Trinkmenge begrenzt werden?

... bei Herzschwäche

Wenn Ihr Herz geschwächt ist, können sich Wasseransammlungen (Ödeme) in Ihrem Körper bilden. Dann wird Ihr Arzt Ihnen zu einer Trinkmengenbegrenzung raten, was bedeutet, dass für Sie die oben genannte Empfehlung, möglichst viel zu trinken, ab sofort nicht mehr gilt!

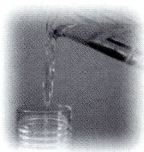

... bei Nierenschwäche

Wenn Ihre Niere nicht mehr genug Urin ausscheidet, dann gilt für die Berechnung der Trinkmenge folgende Regel:

Trinkmenge = Urinausscheidungsmenge vom Vortag + 500 ml

Meist ist diese Begrenzung der Trinkmenge auf das Dialysestadium beschränkt.

Durstlöscher für Herrn Klipp

Wegen seines Herzens muss Herr Klipp seine Trinkmenge begrenzen. Seitdem seine Frau beim Kochen mit Salz spart, salzt er nun bei Tisch vorsichtig nach. Damit spart er nicht nur beim Salz, er hat auch keine Probleme mit Durst. Nur wenn sie sonntags vom Gasthaus zurückkommen – zum Beispiel vom Italiener, der viel Knoblauch verarbeitet –, hat Herr Klipp echte Probleme, sich an die begrenzte Trinkmenge zu halten. Dann lutscht er saure Bonbons oder nimmt einen Kaugummi.

Sein Freund, ein passionierter Bergwanderer, gab ihm kürzlich einen Tipp für unterwegs – nämlich einen Pflaumenkern oder einen Kieselstein lutschen!

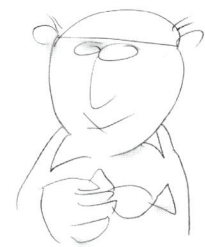

Gegen Durst hat Herr Klipp einige Tricks ...

Das können Sie gegen Ihren Durst tun

- Meiden Sie stark gesüßte und gesalzene sowie stark gewürzte Speisen und Getränke.
- Saures löscht den Durst, setzen Sie Speisen und Getränken daher bewusst Zitrone zu.
- Hilfreich sind sehr kaltes Mineralwasser aus kleinen Gläsern, eventuell mit etwas Zitronensaft, oder sehr heißer Tee oder Kaffee aus kleinen Tassen.

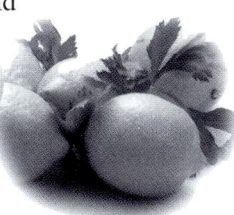

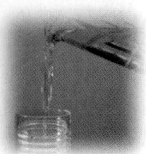

- Das Führen eines Trinkprotokolls hilft, die Übersicht über die aufgenommene Flüssigkeit zu behalten. Stark wasserhaltige Lebensmittel wie z. B. Melonen, Suppen und Cremespeisen gehören ebenfalls in dieses Trinkprotokoll.

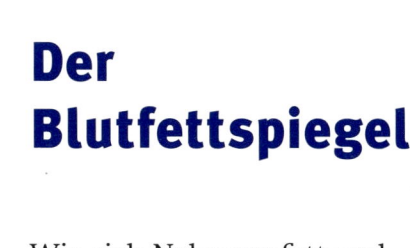

Der Blutfettspiegel

Wie sich Nahrungsfett und
Cholesterin auf Ihren Blutfett-
spiegel auswirken und wie Sie
Ihre Blutfettwerte senken
können lesen Sie in diesem
Kapitel.

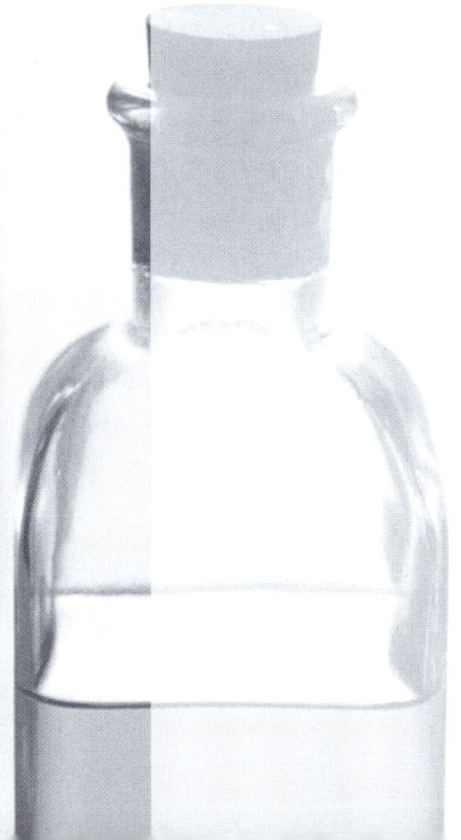

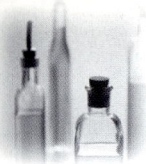

Als Hyperlipoproteinämie oder Hyperlipidämie bezeichnet man erhöhte Blutfettwerte; Hypercholesterinämie bezeichnet erhöhtes Cholesterin, Hypertriglyzeridämie erhöhte Triglyzeridspiegel (Neutralfette) im Blut. Meist kommen diese Fettstoffwechselstörungen kombiniert vor.

Das Risiko für eine koronare Herzkrankheit (= KHK) oder einen Herzinfarkt steigt mit den Blutfettwerten an, vor allem mit dem Anteil an LDL-Cholesterin (Eselsbrücke: **l**ästiges Cholesterin) im Blut, während das HDL-Cholesterin (Eselsbrücke: **h**ilfreiches Cholesterin) sogar vor Gefäßverkalkung und Infarkt schützt.

Bei einer familiären Hypercholesterinämie muss die richtige Ernährung unbedingt durch blutfettsenkende Medikamente ergänzt werden.

Bei sekundären Hyperlipidämien wie bei Typ-2-Diabetes mellitus oder nephrotischem Syndrom muss die Grundkrankheit so gut wie möglich behandelt werden.

● **Blutfette – Zielwerte**

	ohne Diabetes, ohne KHK	mit Diabetes oder KHK o.a. Risikofaktoren
Triglyzeride	unter 200 mg/dl oder 2 mmol	unter 150 mg/dl
LDL-Cholesterin	unter 150 mg/dl oder 2 mmol	unter 100 mg/dl

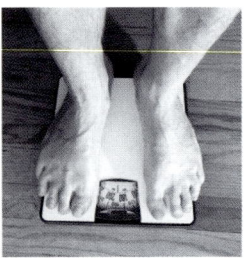

Übergewichtige Typ-2-Diabetiker vom Apfel-Typ (s. S. 102) und unzureichend gesenktem Blutzucker neigen zum Anstieg von Triglyzeriden, LDL-Cholesterin sowie erniedrigtem HDL-Cholesterin. Oft ist auch noch der Blutdruck erhöht. Man nennt diese Risikoanhäufung „metabolisches Syndrom".

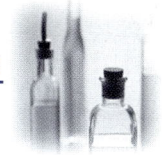

Wenn bei Ihnen eine grenzwertig erhöhte Hypercholesterin-ämie vorliegt, muss sie vor allem dann behandelt werden, wenn Sie gleichzeitig weitere Risikofaktoren wie Bluthochdruck, Rauchen, Diabetes mellitus und niedrige HDL-Cholesterinspiegel aufweisen.

Erhöhte Triglyzeridwerte können zusätzlich medikamentös durch so genannte Fibrate gesenkt werden. Häufig jedoch reichen auch Gewichtsreduktion, Alkoholverzicht, Bewegung und Blutzuckernormalisierung aus.

Wirksame Medikamente zur Cholesterinsenkung, die so genannten Statine, schützen auch gleichzeitig die Gefäße. Dennoch unterstützt eine Ernährungsumstellung den Erfolg einer medikamentösen Therapie oder macht sie sogar überflüssig.

Fett ist wichtig!

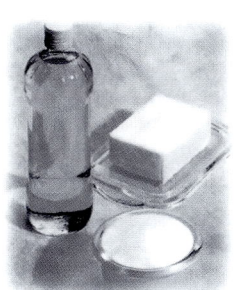

Fett liefert pro Gramm 9 kcal Energie – mehr als doppelt so viel wie Eiweiß und Kohlenhydrate.

Der Körper braucht Fett auch für die Versorgung mit den fett-löslichen Vitaminen (s. S. 116) und lebensnotwendigen mehrfach ungesättigten Fettsäuren. Daher ist eine völlig fettfreie Kost ebenso ungesund wie schlechtes Fett.

Neben der Fettmenge ist die Qualität wichtig, denn die einzelnen Fette bestehen aus sehr unterschiedlichen Fettsäuren.

Gesunde Fettsäuren sind enthalten in:

- Kaltwasserfischen wie Lachs, Hering, Makrele
- Nüssen wie Walnüssen, Erdnüssen und deren Öle
- in Ölsaaten, z. B. Samenkernen wie Leinsamen, Raps, Sonnenblumenkernen, Kürbiskernen und Sesam
- in Oliven und Avocados (Fruchtfleisch)

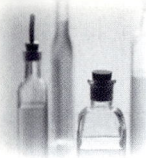

Im Mittelmeerraum ist eine Ernährungsweise entdeckt worden, die vor allem im Hinblick auf das Fett viele Vorzüge hat. Diese „mediterrane Ernährung" war die traditionelle Ernährungsweise im Mittelmeerraum, vor allem unter der Landbevölkerung in Olivenanbaugebieten, z. B. auf Kreta. In den 60-er Jahren bereits fanden Wissenschaftler heraus, dass in diesen Regionen Erwachsene eine sehr hohe Lebenserwartung haben. Zugleich waren die Einwohner sehr selten von Herzerkrankungen, bestimmten Krebsarten und sonstigen ernährungsbedingten chronischen Erkrankungen betroffen. Die dort übliche, offensichtlich gesundheitsfördernde Kost wurde „mediterrane Ernährung" genannt und bestand aus Obst, Gemüse, Brot, Getreideprodukten, Kartoffeln, Hülsenfrüchten, Nüssen und Samen. Olivenöl war das verwendete Fett. Jogurt und Käse sowie Fisch und Geflügel wurden zwar täglich, aber nur in kleinen Mengen gegessen. Wenn Rotwein getrunken wurde, dann höchstens 1 Glas zu den Mahlzeiten.

Mediterrane Ernährung ist herzgesund

Insgesamt war diese Kost kohlenhydratreich, deutlich fettgesünder und auch etwas fettärmer als bei uns. Außerdem war diese Kost reich an Mikronährstoffen (s. S. 116) wie Vitaminen und Mineralstoffen sowie sekundären Pflanzenstoffen (s. S. 125).

Probieren Sie doch mal abends anstelle von Chips und Flips Oliven, Brotwürfel, frische Gemüsestückchen und eingelegtes Gemüse.

Bitte verwechseln Sie diese eigentlich schlichte mediterrane Ernährung nicht mit der heute in den Medien verbreiteten „Mittelmeerkost" sowie den Speiseangeboten der Mittelmeerrestaurants, bei denen viel Käse, Sahne und Fett verwendet werden, z. B. für Pizza, Nudelgerichte oder Mousaka.

Nahrungsfett und Blutcholesterin

Gesättigte Fettsäuren können das Gesamtcholesterin im Blut erhöhen, besonders das „schlechte" Cholesterin (LDL-Cholesterin). Ungesättigte Fettsäuren, die es als einfach ungesättigte und mehrfach ungesättigte Fettsäuren gibt, können das LDL-Cholesterin hingegen senken.

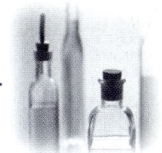

● Verschiedene Fettsäuretypen

Fettsäuretyp	enthalten in
einfach ungesättigte Fettsäuren	Olivenöl, Rapsöl
mehrfach ungesättigte Fettsäuren (Omega-6-Fettsäuren)	Distelöl, Diätmargarine, Sonnenblumenöl
mehrfach ungesättigte Fettsäuren (Omega-3-Fettsäuren)	Eismeerfische, z. B. Makrele, Hering, Lachs; auch in Leinöl
gesättigte Fettsäuren	Fleisch, Käse, Gebäck, Torten
Transfettsäuren (gehärtete Fette)	Backmargarine, Snacks, Fertiggebäck, Halbfertigprodukte

Gesättigte Fettsäuren und Transfettsäuren

Gesättigte Fettsäuren kommen hauptsächlich in Lebensmitteln tierischen Ursprungs sowie in Kokosnuss- und Palmöl vor. Die Industrie wandelt durch Härtung Öle in feste Fette um. Gehärtete Fette sind die Quelle für Transfettsäuren, die den Serumcholesterinspiegel ebenso erhöhen wie Schlachttierfette. Sie kommen vor allem in fetthaltigen Fertig- und Halbfertigprodukten vor.

Mehrfach ungesättigte Fettsäuren

Früher haben die Experten Distelöl empfohlen weil es reich an mehrfach ungesättigten Fettsäuren ist, wie z. B. an Omega-6-Fettsäuren. Heute weiß man, dass diese in großen Mengen eher ungünstig sind, denn sie fördern die Bildung freier Radikale.

Besonders wertvolle mehrfach ungesättigte Fettsäuren sind die Omega-3-Fettsäuren: Sie sind in Eismeerfischen wie Lachs, Hering und Makrele enthalten. Darum können Sie trotz des sehr hohen Eiweißgehaltes regelmäßig (z. B. täglich) 30–60 g dieser Fische verspeisen. Wer das wegen des hohen Eiweißgehaltes oder aus anderen Gründen nicht will, kann auf Fischölkapseln ausweichen. Kleine Mengen Omega-3-Fettsäuren kommen auch in Leinöl vor.

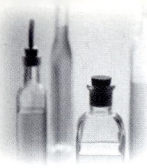

Künftig wird uns die Lebensmittelindustrie auch Brote und Back-mischungen sowie Nudeln, Pasteten, Getränke und Eier liefern, die mit Omega-3-Fettsäuren angereichert sind. Man bezeichnet diese künstlich aufgebesserten Lebensmittel als „funktionelle Lebensmittel" oder auch „Functional Food".

Omega-3-Fettsäuren können nicht nur erhöhte Triglyzeridspie-gel senken, sondern auch direkt die arteriosklerotischen Gefäß-verengungen, die Thromboseneigung, den Blutdruck, Hautaller-gien und chronische Entzündungen beeinflussen. Es gibt auch Hinweise auf günstige Einflüsse bei bestimmten Nierenkrank-heiten (z. B. IgA-Nephropathie). Allerdings werden für die Ent-zündungshemmung und den Allergieschutz bei allergischen Erkrankungen höhere Dosen als nur 1–2 Fischölkapseln oder 100 g Eismeerfisch am Tag benötigt.

Einfach ungesättigte Fettsäuren

Einfach ungesättigte Fettsäuren gelten heute als besonders gesund. Sie finden sich vor allem in Oliven- und Rapsöl. Günstig sind auch Erdnuss-,Walnuss- und Sonnenblumenöl.

Das Nahrungscholesterin

Cholesterin in Lebensmitteln hat einen viel geringeren Einfluss auf das Blutfett als die gesättigten Fettsäuren. Dennoch lohnt es sich, auf cholesterinreiche Lebensmittel zu verzichten, da sie das Gesamtcholesterin anheben und damit den Anteil an (schlech-tem) LDL-Cholesterin.

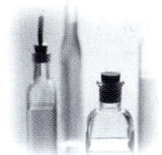

Fette klug einsparen – gefäßschützend und figurfreundlich!

Achten Sie bereits bei Einkauf und Zubereitung darauf, Fette einzusparen bzw. auszutauschen: Sie schützen sich so vor bestimmten Krebsarten, vor Blutgerinnseln und vor „freien Radikalen" (s. S. 116)!

● **Checken Sie Ihren Fettverzehr!**

Essen Sie mehr als einmal in der Woche ...	ja	nein
1. ... panierte und frittierte Speisen?		
2. ... fettes Fleisch und Fleischwaren?		
3. ... fettreiche Snacks wie Chips und Flips?		
4. ... fettreiche Süßwaren wie Eis, Torte, Schokolade?		
5. ... fettgetränkte Speisen im Gasthaus?		
6. ... Käse und fettreiche Käse- u. Sahnegerichte?		

Auswertung:
● 3- bis 6-mal ja: Ihre Nahrung hat einen sehr hohen Fettanteil, denn Sie verringern sollten.
● 1-bis 2-mal ja: Ihre Nahrung hat wahrscheinlich einen hohen Fettanteil, den Sie noch reduzieren sollten.
● Kein ja: Der Fettanteil Ihrer Nahrung ist mäßig.

So können Sie Fett einsparen

● Achten Sie auf die Liste der Inhaltsstoffe!
● Vergleichen Sie bei Snacks, Back- und Süßwaren den Fettgehalt!
● Wählen Sie fettsparende Garmethoden!
● Essen Sie weniger Streichfett und fettreiche Speisen und Gerichte!

Weitere Tipps und Tricks zum Fettsparen finden Sie ab Seite 127.

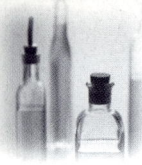
● **Wie Sie Fett einsparen können**

bei Speisen und Getränken:	Auswirk. im Blut: HDL-Chol.	Auswirk. im Blut: LDL-Chol.	Auswirk. im Blut: Triglyzeride
Fett sparen	↑	↓↓	↓
festes und halbfestes Fett sparen	↓	↓↓↓	–
Cholesterin sparen	–	↓	–
gehärtetes Fett in Fertig-produkten und -gebäck sparen	↓	↑	–
Fettfische, Fisch- und Leinöl bevorzugen	–	–	↓↓
Faserreiche Lebensmittel bevorzugen	–	↓	↓
Körpergewicht normalisieren	–	↓	↓↓
Süßigkeiten, Limonade sparen	–	–	↑↑
Alkohol sparen	↑	–	↑↑

■ **Herr Klipp isst herzgesund und fettarm**

Nach seinem Infarkt vor gut 10 Jahren lernte Herr Klipp in der Anschlussheilbehandlung herzgesunde Ernährung und seine spätere Frau kennen. Auch zu Hause achtete das Paar auf seine Blutfette: Es wurden ausschließlich fettarme Käse-, Wurst- und Fleischsorten gekauft. Anfangs fiel diese Umstellung nicht leicht – es schmeckte alles etwas trockener. Zusammen informierten sie sich weiter über herzgesunde Ernährung: Sollten sie nun so leben wie die Grönlandeskimos, die fast nur Fisch essen – Fisch enthält doch auch reichlich Fett? Oder sollten sie so leben wie die Leute auf Kreta und ihr Brot in Olivenöl tunken?

Schließlich fanden sie einen Kompromiss, indem sie sich an die Regel „5 × am Tag Gemüse und Obst" hielten (s. S. 124); außerdem aßen Sie weniger Fleisch und mehr Fisch und sparten nicht mehr am Brot, sondern mehr am Belag.

Herr Klipp weiß mittlerweile ein gesundes Fischgericht zu schätzen ...

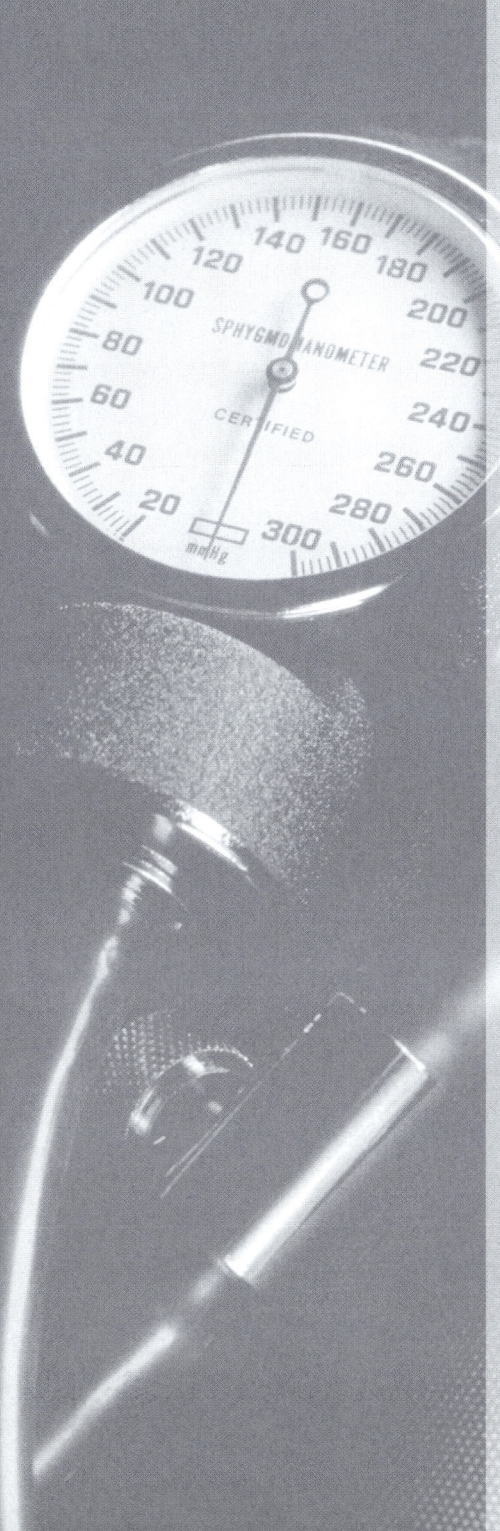

Blutdruck senken – Salz sparen!

Kochsalz bindet Wasser im Blut und erhöht dadurch den Blutdruck – wie Sie durch Einsparen von Kochsalz Ihren Blutdruck senken können, erfahren Sie in diesem Kapitel.

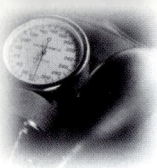

Viel Kochsalz (Natriumchlorid) in der Nahrung vermehrt die Wassermenge im Blut, da Kochsalz Wasser im Körper bindet – 8 g Kochsalz zum Beispiel 1 Liter Wasser. Somit fördert eine hohe Kochsalzzufuhr die Entwicklung eines Bluthochdrucks (Hypertonie). Von einer salzsparenden Küche profitieren insbesondere salzempfindliche Hypertoniker (das ist etwa jeder zweite), aber auch ältere Menschen, Typ-1- u. Typ-2-Diabetiker, Übergewichtige und Menschen, die Nahrungskalium sparen (s. S. 51) sowie Menschen, die Nahrungseiweiß und damit auch Kalzium sparen (s. S. 37).

Auch bei gesunden Menschen mit normalem Blutdruck (Normotoniker) reagiert jeder 3. bis 4. salzempfindlich und weist ein erhöhtes Risiko für die Entwicklung einer Hypertonie auf.

Salz einsparen unterstützt die Wirkung von Entwässerungstabletten (Diuretika): Diese helfen, überschüssige Körperflüssigkeit und Salz aus dem Körper zu entfernen und damit den Blutdruck zu senken. Diesen Effekt erreichen Sie auch mit einer salzarmen Ernährung.

▪ Wie Sie Salz einsparen können

Wenn Sie deutliches Übergewicht haben und anfangen, dieses abzubauen, nehmen Sie durch das Einsparen von Nahrungsmitteln auch weniger Salz auf – damit schlagen Sie gleich zwei Fliegen mit einer Klappe.

Eine eiweißsparende Küche führt durch Einschränken von Wurst und Käse zu einer nachhaltigen Salzeinsparung (s. S. 37, 61).

Kochsalz besteht aus 40% Natrium und 60% Chlorid. Beide Anteile lassen den Blutdruck ansteigen. Es reicht, wenn Sie entweder auf den Kochsalzgehalt eines Lebensmittels oder auf den Natriumgehalt achten: 1 g Kochsalz = 400 mg Natrium + 600 mg Chlorid.

Ihren Salzverzehr können Sie über den 24-h-Sammelurin exakt ermitteln:

$$\frac{\text{… mmol Na im 24-h-Sammelrurin}}{17} = \text{… NaCl in 24 h verzehrt}$$

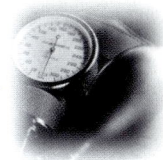

Der Weg zur salzsparenden Küche

1. Achten sie auf Frische!

Nachdem Lebensmittel gewonnen und erzeugt werden, verlieren sie mit zunehmender Lagerdauer durch enzymatischen und mikrobiellen Abbau an Aroma – Geruch, Geschmack und Farbe verflachen. So sind Pfefferkörner, Muskatnüsse, Senfsamen und andere Gewürzsamen, Wurzeln und Kräuter frisch gemahlen aromatischer als vorgemahlen.

Für eine kochsalzsparende Küche können die Zutaten nicht frisch genug sein!

2. Würzen Sie ohne Salz!

Bereiten Sie Ihre Speisen zunächst kochsalzfrei oder zumindest kochsalzarm zu und schöpfen Sie andere salzfreie Würzmöglichkeiten aus. Würzen Sie erst nach dem Kochen vorsichtig mit Salz oder noch besser mit Würzmittel, von denen einige ab Seite 84 vorgestellt werden.

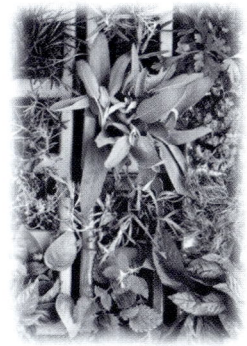

Würzen Sie dafür großzügig mit Kräutern: Sie enthalten Aromastoffe, die den Genuss enorm erhöhen. Verwenden Sie zarte Kräuter wie Petersilie, Schnittlauch, Basilikum, Kerbel so frisch wie möglich und zerkleinern Sie diese erst kurz vor dem Anrichten. Stabilere Kräuter wie Oregano, Majoran, Estragon, Rosmarin, Salbei, Thymian und Lorbeer können Sie mitgaren, weil diese ihr Aroma beim Garen nicht verlieren.

Kräuter helfen Salz sparen

Würzen sie Ihr Gemüse mit frisch gepresstem Zitronensaft, frisch gemahlenem Pfeffer, Knoblauch, frischen Kräutern und Gewürzen – Gewürze in jeder Form helfen, Kochsalz einzusparen.

3. Garen sie geschmackserhaltend!

Hochwertige Edelstahltöpfe mit gut schließenden Deckeln und Sandwichböden, Garen auf heißem Stein, in Schlauchfolie oder Tontopf, in der Mikrowelle, in beschichteten Pfannen und Grillen sind Möglichkeiten, das Aroma der Speisen zu erhalten.

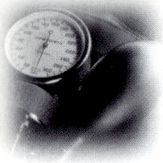
Angedünstete Zwiebeln und Schnittlauch lassen Kartoffeln auch mit wenig Salz gut schmecken!

Bereiten Sie Kartoffeln möglichst als Pell- oder Folienkartoffeln zu, sofern kein Kaliumproblem vorliegt. Wie Sie bei der Kartoffelzubereitung Kalium sparen, lesen Sie auf Seite 60.

4. Würzen Sie mit geröstetem Getreide, Nüssen und Ölsamen!

Aufgrund des kräftigen Eigengeschmacks sind als Getreide besonders Grünkern und Dinkel, aber auch Vollkornerzeugnisse und Wildreis sowie Basmatireis geeignet.

Bei selbstgebackenem Brot haben Sie den Vorteil, die Zutaten zu kennen – Sie können jedoch ohne schlechtes Gewissen auch weiterhin Brot vom Bäcker kaufen!

Darren von Getreide im 80 °C heißen Backofen führt zur Bildung von Röst- und damit Geschmacksstoffen. Auch Nüsse und Ölsaaten lassen sich gut anrösten. Diese angerösteten Ölsaaten (z. B. Kürbis- und Sonnenblumenkerne) eignen sich zur Geschmacksverbesserung von selbstgebackenem salzarmem Brot, aber auch Nüsse, Weizenkeime, Hefe, Zwiebeln, Kräuter, Knoblauch und Gewürze wie Kardamom, Kümmel, Kreuzkümmel, Majoran und Anis können Sie dafür verwenden.

5. Machen Sie Ihren Salat mit interessanten Marinaden an!

Dafür eignen sich besonders die folgenden Ölsorten:

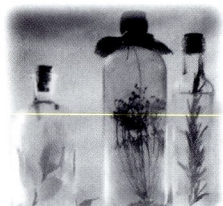

● **Für Marinaden geeignete aromatische Ölsorten**

Zubereitete geschmacks-tragende Öle	Natürliche geschmacks-tragende Öle
Majoranöl	Traubenkernöl
Thymianöl	Olivenöl
Rosmarinöl	Walnussöl
Wacholderöl	Kürbiskernöl
Knoblauchöl	Weizenkeimöl
Kräuteröl	Sesamöl

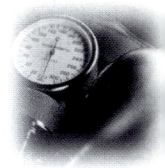

Ebenso bereichern frisch geriebener Meerrettich, Ingwerwurzel, Senfsaat oder Senf, Tomatenmark, Frühlingszwiebeln und auch frische Wildkräuter und Hefeflocken den Geschmack Ihrer Marinaden, sowie auch folgende Essigspezialitäten:

● **Für Marinaden geeignete aromatische Essigsorten**

Zubereitete Essigsorten	Natürliche, geschmacks- tragende Essigsorten
Dillessig	Wein-Branntweinessig
Estragonessig	Branntweinessig
Beaujolaisessig	Obstessig
Himbeeressig	Sherryessig
Zitronenessig	Balsamicoessig weiß (Bianco)
Kräuteressig	Balsamicoessig dunkel

Im Mixer oder im Mörser können aus Hefeflocken, Knoblauch und Gewürzen leckere Pasten und Brotaufstriche für die kalte und warme Küche hergestellt werden.

Fleisch und Fisch kann in einer Knoblauch- oder Kräuteröl-, Essig-, Rotwein- oder Weißweinmarinade eingelegt werden.

▦ Senf – von salzlos bis salzarm

Mittlerer Salzgehalt in mittelscharfem und scharfem Senf:
10 g Portion = 0,3 g Salz

● Salzfreier Senf: Süßer Senf Händlmaier®, Senf natriumarm Avi-tam® (auch frei von Kaliumsalz)

● Salzarmer Senf: Bayrischer Senf, Weißwurstsenf (10 g Portion = 0,03 g Salz)

83

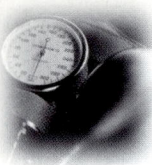

6. Ideen zum Abrunden des Geschmacks

Sofern andere Gründe Alkohol nicht verbieten, kann ein Schuss Sherry, Madeira, Cognac oder Wein den Geschmack der Speise abrunden, sowie auch eine kleine Prise Zucker.

Süße und saure Sahne sowie Butter, Margarine oder Schmalz sind zwar Energiebomben, verfeinern jedoch bereits in kleinsten Mengen eine Speise. Wie Sie selbst Kräuterbutter und Kräutermargarine auf Vorrat zubereiten können, lesen Sie unter Tipps und Tricks auf Seite 133.

Salz, Würzsalz oder Fertigwürzen

Gewürzmischungen sind salz- und glutamatfreie Mischungen von Gewürzen.

- Aus dem Lebensmittelhandel: z. B. „Reisgewürz"
- Aus dem Reformhaus: z. B. Endoferm®, Picata®, Delicata®
- Aus der Apotheke: z. B. 4-Basis-Kräuter-Mischungen®

Gewürzzubereitungen sind Mischungen aus mindestens 60% Gewürzen und anderen Geschmackszutaten wie z. B. Salz, Glutamat und Zucker, z. B. „Reisgewürz mit 10% Salz" oder „Brathähnchengewürzzubereitung"; ein Salzgehalt über 5% muss angegeben werden.

- Aus der Apotheke: z. B. Aromaforce®
- Einkaufstipp: Gewürzhändler auf Märkten und Messen bieten häufig interessante Gewürzzubereitungen an

Mit hochwertigen Gewürzsalzen schmeckt's auch wenig gesalzen gut.

Gewürzsalze sind Mischungen aus mehr als 40% (bis zu 85%) Kochsalz mit Gewürzen oder Gewürzzubereitungen und/oder Glutamat; der Gewürzanteil muss mindestens 15% sein.

- Lebensmittelhandel: z. B. „Gewürzsalz für Tomaten", „Selleriesalz" und andere

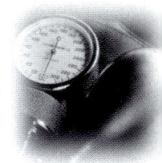

- Aus dem Bioladen: z. B. Würzl® und andere
- Aus der Apotheke: Herbamare®
- Einkaufstipp: Mobile Gewürzstände auf Messen und Märkten besuchen!

Glutamat (ein Natriumsalz mit Glutamat statt Chlorid) ist ein Geschmacksverstärker und als reines Glutamat oder in Feinwürzmitteln wie Fondor® oder Knorr Aromat® erhältlich.

Flüssigwürzen sind salzhaltige Würzflüssigkeiten, z. B. Maggi®.

- Einkaufstipp: Verwenden Sie scharfe Chilisoßen trotz ihres Salzgehaltes! Von scharfen Flüssigwürzen, z. B. Tabasco braucht man nur kleinste Mengen. Weitere Würzflüssigkeiten und exotische Soßen sind in gut sortierten Feinkostabteilungen und ausländischen Lebensmittelgeschäften erhältlich.

Brüherzeugnisse sind industriell hergestellte trockene Würzen mit Zusätzen von Küchenkräutern, Gewürzen und anderen geschmacksverstärkenden Substanzen. Achtung: Ihr Salzanteil ist sehr hoch!

- Beispiele: „Fleischbrühwürfel", „Brühwürfel", „Fette Brühe", „Gekörnte Brühe" und auch „Gemüsebrühen"

Salzarme Brüherzeugnisse ohne Kaliumzusatz sind wie normale Brüherzeugnisse hergestellt – allerdings ohne Salz und Glutamat und auch ohne Kaliumsalz. Sie eignen sich für die salz- und kaliumsparende Küche.

- Aus dem Reformhaus: Gemüsebrühe salzarm® Rapunzel, klare Gemüsebrühe natriumarm® Cenovis

Salzarme Brüherzeugnisse mit Kaliumzusatz sind ebenfalls wie normale Brüherzeugnisse hergestellt, allerdings mit Zusatz von Kaliumchlorid als Kochsalzersatz. Sie gelten als diätetische

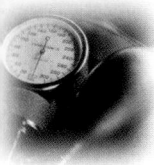

Lebensmittel, sind jedoch nicht geeignet für Personen mit Neigung zu Hyperkaliämie (s. S. 52).

- Reformhaus: AVIAM Gemüse-Hefebrühe natriumarm®, CENOVIS Streuwürzmittel®

So genanntes „Diätsalz" enthält immer Kaliumsalz!

Salzarme Diät-Gewürzzubereitungen mit Kaliumzusatz entsprechen den Vorgaben für Gewürzzubereitungen. Sie gelten als diätetische Lebensmittel. Da ihnen anstelle von Salz Kaliumsalz zugesetzt ist, sind sie nicht geeignet für Personen mit Neigung zu Hyperkaliämie (s. S. 52).

- Beispiel: Ostmann Diät-Gewürzzubereitung®

Diät-Kochsalzersatz wie Kaliumsalze sind gesetzlich unterteilt in „natriumarm" oder „streng natriumarm, zum Teil auch mit Jod- und Fluorergänzung. Sie werden gesetzlich als diätetische Lebensmittel geführt und sind wahre Kaliumbomben und darum für Personen mit Neigung zu Hyperkaliämie nicht geeignet. Ein weiterer Nachteil ist ihr unharmonischer bis unangenehmer Nachgeschmack – als Kompromiss sind hier Halbsalze zu empfehlen, die allerdings ebenfalls von Personen mit Neigung zur Hyperkaliämie gemieden werden sollten.

- Beispiele: Disal Diätsalz®, HerbaDiätsalz®
- Halbsalz SeláVIE® (Apotheke); es enthält je zur Hälfte Natrium- und Kaliumchlorid

Meersalz, Salinesalz, Steinsalz, Jod-Fluor-Salz bestehen fast nur aus Natriumchlorid, also Speisesalz und kleinsten Mengen Rieselhilfsstoffen; bei Jod-Fluor-Salz sind noch Spuren von Jod und Fluor zugesetzt.

Auch naturbelassene hochwertige Bio-Salze sind Speisesalze und darum bei Bluthochdruck ungeeignet!

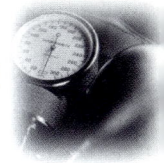

■ Natriumersatzmittel – das müssen Sie wissen

Kochsalzersatzmittel enthalten anstelle von Natriumchlorid Kaliumsalz. Diese kaliumangereicherten Salze oder Würzmittel sind gefährlich für Menschen mit Neigung zu hohem Kaliumspiegel im Blut (s. S. 52).

Als streng natriumarm dürfen nach dem Gesetz nur diätetische Lebensmittel bezeichnet werden, die im verzehrsfertigen Zustand weniger als 40 mg Natrium pro 100 g (0,1 g Kochsalz) enthalten.

Als natriumarm dürfen nur diätetische Lebensmittel bezeichnet werden, die im verzehrsfertigen Zustand weniger als 120 mg Natrium pro 100 g (0,3 g Kochsalz) enthalten.

Heil- und Mineralwasser

Mineralwässer können unterschiedlich viel gelöstes Natrium und Chlorid enthalten. Als natriumarm darf ein Mineralwasser dann bezeichnet werden, wenn der Natriumgehalt unter 20 mg pro Liter liegt.

Ein großer Teil des Natriums kommt jedoch in natürlichen Mineralwässern als Carbonat vor, z. B. Natriumcarbonat (Na_2CO_3) oder Natriumhydrogencarbonat ($NaHCO_3$). Diese Salze wirken sich nicht auf den Blutdruck aus.

Bei der Auswahl eines Mineral- oder Heilwassers sollten Sie mehr auf den Chlorid- (Cl^-) als auf den Natriumanteil achten: Suchen Sie sich ein Mineralwasser mit einem Chloridgehalt < 300 mg pro Liter, das entspricht 0,5 g Kochsalz.

Der Kochsalzgehalt lässt sich aus dem Chloridgehalt durch Multiplikation mit dem Faktor 1,6 berechnen.

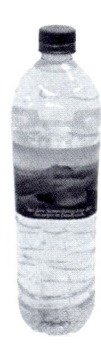

Informationen zu Heilwasser finden Sie im Internet unter
www.heilwasser.de

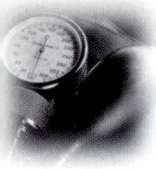

Weitere Lebensmittel und ihre Auswirkungen auf den Blutdruck

Alkohol

Regelmäßiger Genuss großer Mengen Alkohols erhöht den Blutdruck. Das Zusammenwirken von Gewichtsabnahme und Alkoholverzicht normalisiert dagegen häufig den Blutdruck.

Kaffee

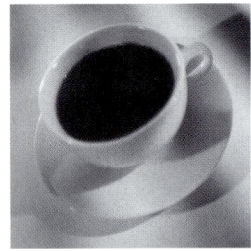

Der Einfluss von Kaffee auf den Bluthochdruck ist wahrscheinlich unerheblich, da sich die Arterien durch die Anregung der Herztätigkeit erweitern.

Eine Blutdrucksteigerung bis zu 10–20 mmHg nach Kaffeegenuss tritt vorwiegend bei koffeinentwöhnten Personen auf und bildet sich nach einer Eingewöhnungszeit von ein paar Tagen wieder zurück.

Lakritze

Lakritze enthält Glycyrrhetinsäure, die bei größerer Verzehrsmenge den Blutdruck anheben kann.

Obst und Gemüse

In einer Studie (Dietary approach to stop Hypertension = DASH) konnte gezeigt werden, dass eine Kombination verschiedener Ernährungsmaßnahmen den Blutdruck erfolgreich senken kann – sogar unabhängig von Gewichtabnahme und Kochsalzaufnahme. Das Besondere an der DASH-Ernährung war der reichliche Verzehr von Obst und Gemüse sowie Fetteinsparung.

Näheres zu Obst und Gemüse lesen Sie unter „5 × Tag" (s. S. 124).

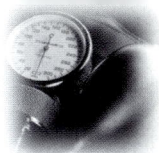

Salz sparen – schon beim Einkauf

● **Natriumgehalt von Lebensmittelmengen im Vergleich**

Lebensmittelmengen, die 400 mg Natrium enthalten

100 g Sauerkraut	3300 g Weißkraut
125 g Champignons aus der Dose	4800 g Champignon frisch
25 g Salzstangen	1330 g Popcorn, ungesalzen
16 g Matjeshering	340 g Hering, frisch
2 Esslöffel Tomatensuppe	850 ml geschälte Tomaten (1 Dose)
35 g Schmelzkäse, Doppelrahmstufe	115 g Doppelrahmfrischkäse, Doppelrahmstufe

Lebensmittelmengen, die 40 mg Natrium enthalten

40 g Cornflakes	270 g Müslimischung
30 g Kondensmilch, 10% Fett	100 g Kaffeesahne, 10% Fett

Sparen Sie bei salz- und eiweißreichen Lebensmitteln

Verzichten Sie auf den Kauf von:

- Räucher- und Pökelfleisch, z.B. Kasseler, roher Schinken, Dörrfleisch und Salami
- Koch- und Brühwurstwaren
- Räucherfisch, eingelegter Hering, Matjes, Lachsersatz, Sardellen und Thunfisch in Öl
- Schnittkäse
- Schafskäse, Blauschimmelkäse, z.B. Roquefortkäse
- Sauermilchkäse, z.B. Handkäse, Harzer Roller
- Schmelzkäse

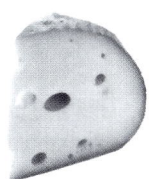

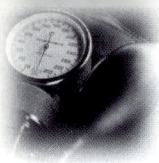
Achtung – folgende eiweißarme Lebensmittel enthalten viel Salz!

- Sauerkraut, Fassbohnen, Essiggurken, Mixed Pickles, eingelegte Oliven, eingelegtes Gemüse
- Knabberartikel wie Chips, Salz- und Käsegebäck
- Frischbackwaren mit Salzstreusel wie Laugenbrezel
- Sardellenpaste und andere Seefischpasten
- Natriumreiche Mineralwässer

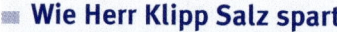

■ Wie Herr Klipp Salz spart

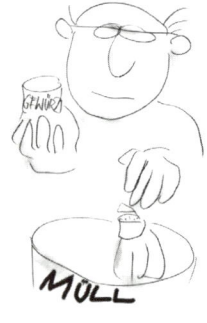

In der Anschlussheilbehandlung nach seinem Infarkt vor etwa 10 Jahren hörte er auch Vorträge über Kochsalz und Bluthochdruck. Damals sagte er zu seinem Nachbarn: „Kochsalz weglassen? Ob diese Diät-Beraterinnen wohl selbst jemals salzlos gegessen haben?"

Heute ergreift er selbst die Initiative: Wachgerüttelt durch seine aktuelle Situation beschloss er, sich nun auch mehr um dieses Thema zu kümmern. Er kaufte sich ein Blutdruckmessgerät.

Seine Frau sah sich auf einer Verbrauchermesse an einem Gewürzstand um und erweiterte ihr häusliches Sortiment an Gewürzen und Kräutermischungen. In einem Naturkostladen entdeckte sie neue Kräuter wie Schabzigerklee und Gewürze wie frisch gemahlene Senfsamen, und in der Apotheke ein sehr geschmacksintensives Würzsalz.

Bei den Mahlzeiten gewöhnten sich beide an, erst am Esstisch mit Würzsalz zu salzen und sie benötigten in der Tat deutlich weniger davon. Kochsalz war für sie in der Küche kein Thema mehr.

Im Restaurant verzichteten sie auf das Nachsalzen und versuchten, das Ihnen vorgesetzte fade Essen mit Pfeffer oder Zitronensaft nachzuwürzen.

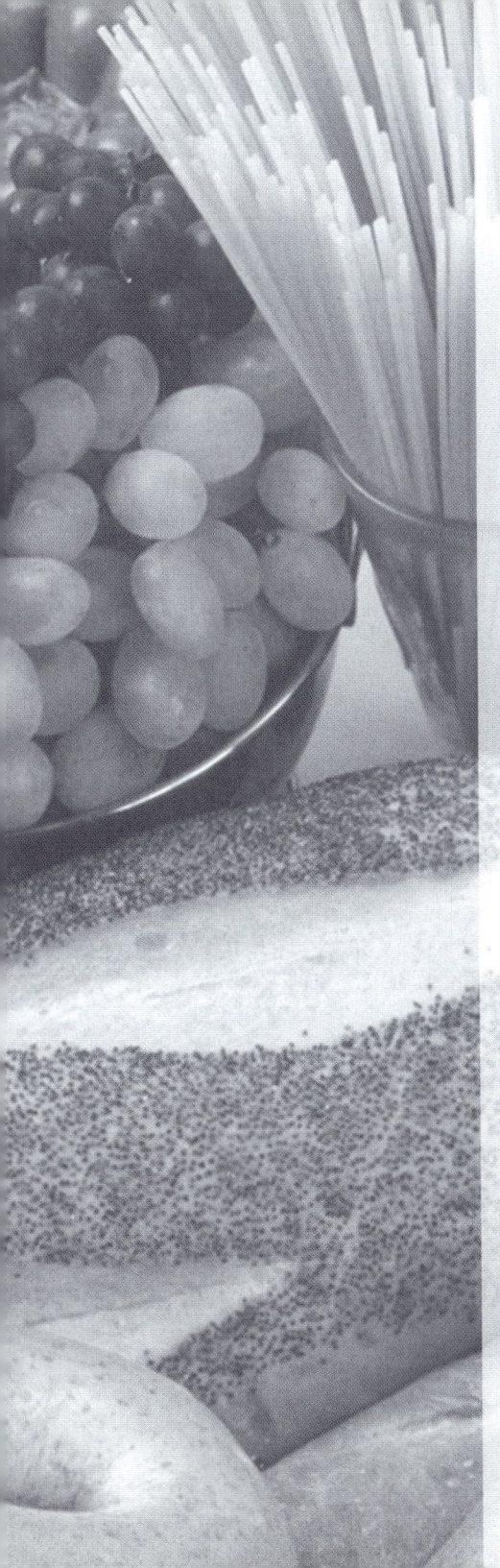

Kohlenhydrate und Blutzucker

In diesem Kapitel erfahren Sie, wie Sie Kohlenhydrate in ihrer Wirkung auf den Blutzucker einschätzen und dadurch Ihren Blutzucker normalisieren können.

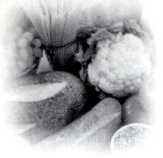

Kohlenhydrate – Brennstoff für den Körper

Ein Arbeitskollege von Herrn Klipp, der bereits länger Diabetes hatte, erklärte es ihm einmal so: „Alles, was einer alkoholischen Gärung zugeführt werden kann, erhöht den Blutzucker, weil nur Zucker und Stärke durch Hefe in Alkohol umgewandelt werden kann."

Kohlenhydrate sind die wichtigsten Energielieferanten. Sie liefern den lebenswichtigen Traubenzucker an Muskeln und Gehirn.

Kohlenhydrate sind alle Zuckerarten (z. B. Traubenzucker, Fruchtzucker, Haushaltszucker) und Stärke (Kartoffel-, Reis- und Getreidestärke).

Mit Ausnahme von Milch- und Sauermilchprodukten kommen Kohlenhydrate nur in pflanzlichen Lebensmitteln vor.

Die Kohlenhydrate in folgenden Lebensmitteln lassen Ihren Blutzucker nicht oder nur langsam ansteigen:

- Gemüse, Pilze und Salate
- Nüsse (enthalten mehr Fett als Kohlenhydrate)
- Hülsenfrüchte, z.B. Linsen.

Folgende Kohlenhydrate erhöhen den Blutzucker rasch:

- Zucker und Zuckererzeugnisse
- Obst und Obstprodukte (enthalten verschiedene Zucker)
- Getreide und Getreideerzeugnisse (enthalten Stärke)
- Kartoffeln und Kartoffelerzeugnisse (enthalten Stärke)
- Gemüsemais (enthält verschiedene Zucker und Stärke)
- Milch und Milchprodukte (enthalten Milchzucker)
- Sauermilchprodukte (Jogurt, Kefir, Buttermilch; enthalten Milchzucker).

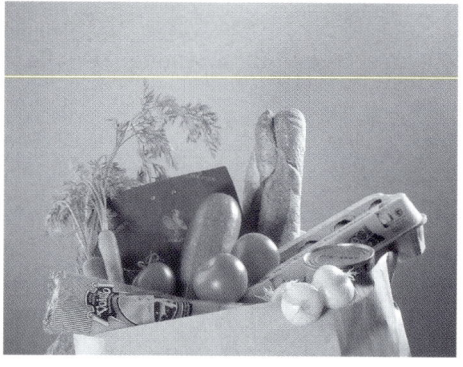

Lebensmittel erhöhen den Blutzucker unterschiedlich schnell.

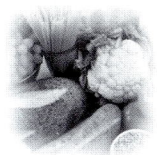

Kohlenhydrate und der Blutzuckerverlauf

Als Diabetiker mit gutem Blutzuckerdurchschnitt tragen Sie nicht nur langfristig ein geringeres Risiko für Folgeerkrankungen. Auch Ihre aktuelle Leistungs- und Wahrnehmungsfähigkeit wird ebenfalls besser.

Der Blutzuckerverlauf nach einer Mahlzeit wird von der Menge und Art der aufgenommenen Kohlenhydrate bestimmt und davon, wie die Kohlenhydrate mit Eiweiß, Fett oder Ballaststoffen vermischt („verpackt") sind. Hierfür einige Beispiele:

- Zucker im Apfelsaft wirkt sich schneller aus als die gleiche Menge Zucker in einem frischen Apfel.
- Stärke wirkt sich gleich schnell aus wie Zucker; darum wird Zucker, der in feste Speisen eingepackt ist, heute nicht mehr verboten.
- Zucker in Sahneeis ist von Sahnefett umgeben, dadurch wirkt er sich langsamer auf den Blutzucker aus.
- Ballaststoffreiche Lebensmittel wie Vollkornbrot, Frischobst, Müsli lassen den Blutzucker langsamer ansteigen und sättigen länger.
- Koch- und Streichfette und Eiweißträger wie Fleisch, Wurst, Käse verlangsamen den Blutzuckeranstieg ebenfalls.

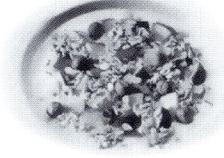

Unverpackte, also reine Kohlenhydrate, zum Beispiel Traubenzuckertafeln oder Zucker in Limonade, erhöhen den Blutzucker rasch und beheben darum auch rasch eine Unterzuckerung.

Der Kohlenhydratgehalt der oben genannten blutzuckererhöhenden Lebensmittel wird auch in Schätzgrößen angegeben, so genannten „BE" = Kohlenhydrat-Berechnungseinheiten. Die Hersteller geben bei Diabetesprodukten immer die BE-Mengen an und auf manchen Lebensmittelpackungen freiwillig (z. B. Brotpackungen).

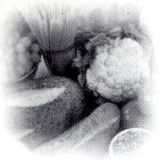

> ### ▨ Wissenswertes zu BEs
>
> Früher hießen „BE" Broteinheiten, später Berechnungseinheiten, heute sind es Schätzgrößen für eine Lebensmittelmenge, die 10–12 g Kohlenhydrate umfasst.
>
> - 1 BE erhöht den Blutzucker um 30–35 mg/dl
>
> - Mit 1 BE – ohne Fett und Eiweiß – verzehren Sie ungefähr 50 kcal

Wer Kohlenhydrate einspart, muss, um satt zu werden, mehr Fette und Eiweiße aufnehmen. Fettreiche Ernährung lässt jedoch das Körpergewicht und die Blutfette ansteigen, eiweißreiche Ernährung belastet nicht nur die Nieren, sondern liefert meist auch Cholesterin, „schlechte" Fette, Phosphat und Harnsäure, die zu Gicht führt.

Ausnahmen: Wenig Harnsäure bilden Milch und Eier, wenig Cholesterin und schlechtes Fett enthalten Magermilch und Magerquark.

Diabetes-Diät?

Die früher übliche zuckerfreie Diabetes-Diät gibt es heute nicht mehr – weder für Typ-1- noch für Typ-2-Diabetiker:

Typ-1-Diabetiker: Typ-1-Diabetiker dürfen fast alles essen. Wie für alle anderen Menschen gelten die allgemein bekannten Ernährungsempfehlungen. Typ-1-Diabetiker mit langjähriger Erfahrung im Abschätzen der Kohlenhydrate werden auf entsprechende Schulungsbücher (s. S. 189) verwiesen.

Typ-2-Diabetes: Wenn Sie Typ-2-Diabetes haben, aber noch nicht mit Tabletten oder Insulin behandelt werden, brauchen Sie

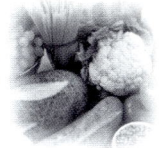

keine Kohlenhydrate einzusparen. Viel mehr profitieren Sie von Fetteinsparung, Bewegung und Gewichtsabnahme bei Übergewicht. Ihren Blutzucker sollten Sie regelmäßig kontrollieren.

Typ-2-Diabetes mit Insulinbehandlung: In diesem Fall profitieren Sie von regelmäßigen und relativ gleich großen Mahlzeiten und Zwischenmahlzeiten. Sie müssen sich nicht mit BE-Tabellen befassen. Es genügt, bei jeder Mahlzeit ausreichend Kohlenhydrate aufzunehmen. Führen Sie jedoch immer und überall Notfall-BEs mit sich, z. B. Traubenzuckertafeln!

Typ-2-Diabetes mit Tablettenbehandlung: Wenn Sie Tabletten nehmen, ist es für Sie wichtig zu wissen, ob diese Tabletten eine Unterzuckerung verursachen können, wenn Sie Mahlzeiten auslassen. Informieren Sie sich daher bei Ihrem Diabetesarzt oder in der Diabetesberatung über die Wirkung Ihrer Tabletten!

Auf jeden Fall sollten auch Sie Notfall-BEs mit sich führen, z.B. Traubenzuckertafeln.

Typ-2-Diabetes mit Insulindosisanpassung: Bei Insulinanpassung wie bei Typ-1-Diabetes sollten Sie nicht an Kohlenhydraten sparen, sondern den Kohlenhydratgehalt der Speisen und Getränke hinsichtlich ihrer blutzuckererhöhenden Wirkung richtig einschätzen.

▪ Herr Klipp spritzt Insulin

Für die Behandlung seines Diabetes wurden sich Herr Klipp und sein behandelnder Arzt einig, dass er umgehend mit Insulin beginnen solle. Das Erlernen des Insulinspritzens war kein Problem. Das Blutzuckermessgerät, das Herr Klipp gleich mit nach Hause bekam, gab ihm gleich den richtigen Auftrieb, seinen Blutzucker selbst zu messen und die Werte in das Blutzuckertagebuch einzutragen.

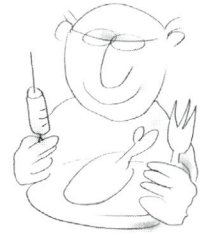

Seit Herr Klipp Insulin spritzt, kann er wieder sorglos sein Essen genießen ...

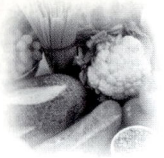

Einen Diabeteskurs hat er auch besucht und dabei gelernt, seinen Insulinbedarf an den Kohlenhydratgehalt seines Essens anzupassen.

Er erinnert sich an einen früheren Arbeitskollegen, der immer zu festen Zeiten – auch während der Arbeit – seine immer gleich großen Mahlzeiten eingenommen und Insulin gespritzt hat.

Für Herrn Klipp heißt es jetzt umgekehrt: Insulinmengen ans Essen anpassen – das ist ihm auch lieber, als in ein starres Schema mit festen Essenszeiten und -mengen und festen Insulinmengen gebunden zu sein.

Kohlenhydrat-Austauschtabelle

In der folgenden Tabelle sind Schätzgrößen für blutzuckererhöhende Kohlenhydrate in Grundnahrungsmitteln angegeben: 1 BE-Schätzwert entspricht 10–12 g verwertbare Kohlenhydrate.

Wollen Sie ein zuverlässiges Schätzen trainieren, wiegen Sie zu Beginn die Lebensmittel besser ab. Im täglichen Leben erleichtern Küchenmaße das Einschätzen.

Bei Fertiggerichten und zubereiteten Produkten richten Sie sich besser nach der Nährstoffkennzeichnung oder schätzen Sie notfalls auch anhand der Zutatenliste auf der Packung.

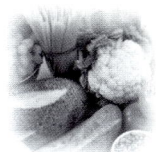

● **Lebensmittel, die 10–12 g Kohlenhydrate in der Portion enthalten**

Lebensmittel	Schätzgröße in Küchenmaßen	Circa-Gramm-Menge
Frischbackwaren:		
Brötchen, Brezel	$^1/_2$ Stück	25
Weizenmischbrot	$^1/_2$ Stück	25
Toast-Brot	1 Scheibe	25
Vollkornbrötchen	$^1/_2$ Stück	30
Vollkornbrot, Roggenbrot	$^1/_2$ bis kleine Scheibe	30
Croissant	1 kleines oder $^1/_2$ großes	35
Dauerbackwaren und Knabbereien:		
Zwieback	1 $^1/_2$ Stück	15
Salzgebäck	8 kleine Salzbrezelchen oder 20 Salzstangen	15
Knäckebrot	2 mittlere Scheiben	20
Kräcker	3 große rechteckige oder 6 kleine runde	20
Popcorn	2 Handvoll	20
Kartoffelsticks	3 Handvoll	25
Kartoffelchips	15 große Scheiben	30
Stärke, Mehl und Nährmittel Rohware:		
Stärkemehl, Sago, Puddingpulver, Paniermehl	1 gehäufter Esslöffel	15
Mehl aus Weizen, Buchweizen, Grünkern, Hafer, Mais, Reis, Roggen	1 gehäufter Esslöffel	15

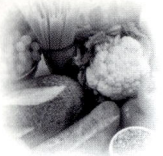
● **Lebensmittel, die 10–12 g Kohlenhydrate in der Portion enthalten (Fortsetzung)**

Lebensmittel	Schätzgröße in Küchenmaßen	Circa-Gramm-Menge
Gerste, Hirse, Reis, Buchweizengrütze,Hafergrütze, Weizengrieß	1 gehäufter Esslöffel	15
Grünkern, Roggen, Weizen, Gerstengrütze, Weizengrütze, grobe Haferflocken	2 gehäufte Esslöffel	20
feine Haferflocken	4 gehäufte Esslöffel	20
Kartoffeln/-produkte:		
Kartoffelflocken	1 gehäufter Esslöffel	15
Kartoffelknödelpulver, Krokettenpulver, Kartoffelpufferpulver, Pommes frites	$1/_2$ Portion oder 1 Tasse	35
Kroketten	1 mittelgroße	40
Kartoffelknödel, Kartoffelpuffer	$1/_2$ mittlerer	50
Kartoffelpüree	2 gehäufte Esslöffel	100
Teig, roh:		
Hefe-/Pizzateig, roh	abwiegen	25
Blätterteig, roh	abwiegen	40
Milchprodukte:		
Milch, Dickmilch, Buttermilch, Jogurt, Kefir, Molke	1 Glas oder 2 kleine Tassen	250

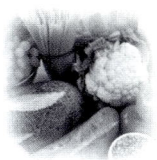

● **Lebensmittel, die 10–12 g Kohlenhydrate in der Portion enthalten (Fortsetzung)**

Lebensmittel	Schätzgröße in Küchenmaßen	Circa-Gramm-Menge
Obst* und Gemüse:		
Zuckermais	4 Esslöffel	80
Maiskolben	$^3/_4$ mittelgroßer Kolben	170
Ananaskompott, gesüßt	1 Scheibe mit Saft	45
Mischkompott, gesüßt	$^1/_2$ kleine Kaffeetasse	60
Banane	$^1/_2$ Stück	60
Ananas	1 große Scheibe	90
Weintrauben	10–12 Stück	80
Feigen	1 mittelgroße	100
Honigmelone	$^1/_{16}$ Stück	
Kirschen	10 Stück	
Mango	$^1/_2$ kleine	
Nektarine	1 kleine	
Mirabelle		
Reneclauden		
Pflaume		
Birne	$^1/_2$ mittelgroße oder 1 kleine	110
Apfel	$^1/_2$ mittelgroßer oder 1 kleiner	
Kiwi	1 große oder 2 kleine	130
Orange	1 Stück	
Pfirsich	1 kleiner	
Grapefruit	$^1/_2$ Stück	
Clementinen	2 Stück	
Mandarinen	2 Stück	
Stachelbeeren	20 Stück	160
Aprikosen	2–3 Stück	
Blaubeeren	1 Handvoll	
Wassermelone	$^1/_2$ Stück, handgroß (mit Schale 230 g)	

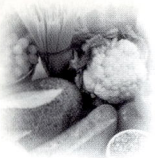
● **Lebensmittel, die 10–12 g Kohlenhydrate in der Portion enthalten (Fortsetzung)**

Lebensmittel	Schätzgröße in Küchenmaßen	Circa-Gramm-Menge
Brombeeren	2 Hände voll	160
Johannisbeeren	1 Glas voll	
Guave	2 mittelgroße	200
Himbeeren, Erdbeeren	2 Glas voll	
Apfel-, Grapefruit- oder Orangensaft	$1/_8$ l oder 1 halbes Glas	100–120
Trockenobst:		
Apfel	2 Ringe	20
Aprikosen	4 Stück	
Feigen	1 mittelgroße	
Pflaumen	4 kleine oder 2 große	
Rosinen	1 gehäufter Esslöffel	
Nüsse, Samen:		
Maronen	5 Stück	30
Cashewnüsse	2 Esslöffel	40
Pinienkerne	4 Esslöffel	60
alle weiteren Nüsse und Ölsaaten	bis zu 50 g	ohne BE-Berechnung

* alle Angaben bei Früchten ohne Schale und Kern

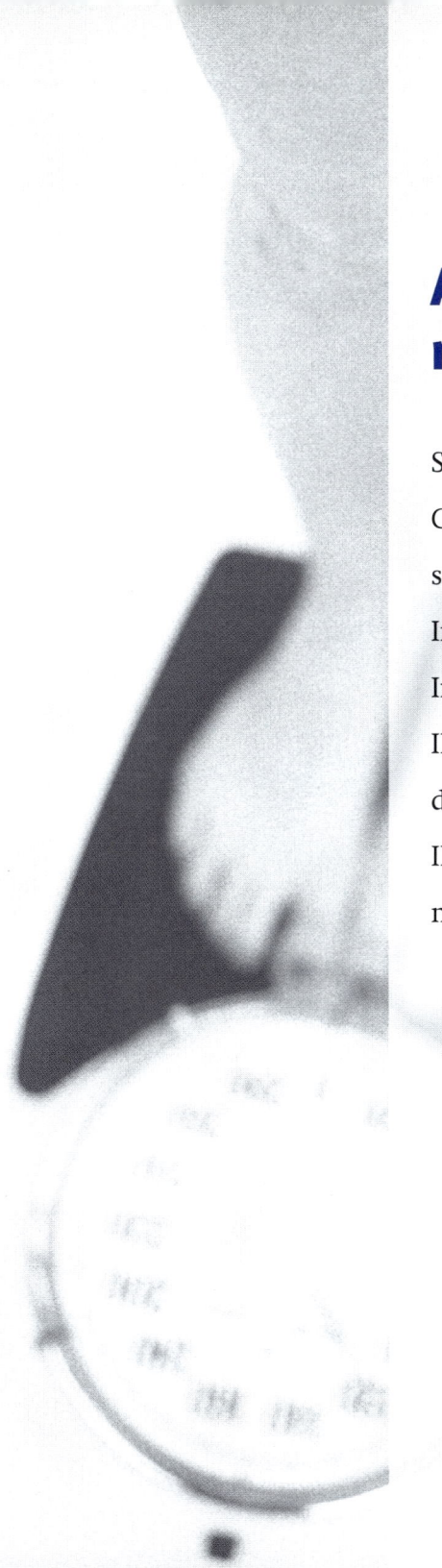

Abnehmen – aber richtig!

Sie wollen nachhaltig Ihr
Gewicht normalisieren und die-
ses auch erhalten?
In diesem Kapitel finden Sie
Informationen, wie Sie langsam
Ihr Gewicht reduzieren und
dabei Muskelabbau verhindern,
Ihr Gewicht stabilisieren und
neues Essverhalten trainieren.

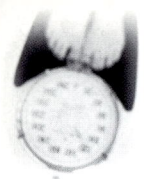

Die meisten tierischen Lebensmittel enthalten Eiweiß und Fett; wenn Sie den Eiweißkonsum verringern, reduzieren Sie gleichzeitig den Fettanteil.

Fett macht fett!

Fett liefert die meiste Energie. Wer fett isst, lagert überschüssiges Fett an der Hüfte und am Bauch für Hungerzeiten an, die er heutzutage kaum erlebt.

Als Fettfallen entpuppen sich beliebte Imbissgerichte wie Pizza, Burger, Currywurst mit Pommes, Bockwurst, Wurstbrötchen, paniertes Schweineschnitzel, Leberkäs-Brötchen, Berliner Pfannkuchen, Eis usw.

Durch die richtige Lebensmittelauswahl sparen Sie obendrein Kochsalz ein!

Wenn Sie künftig solche Fettbomben meiden und fettärmere Alternativen auswählen, werden Sie auf lange Sicht, wenn auch langsam abnehmen. Sie erreichen dies schon beim Einkauf, in der Zubereitung und durch die richtige Auswahl des Essens außer Haus. Weitere praktische Anregungen finden Sie unter „Tipps und Tricks" ab Seite 127.

Sind Sie ein Apfel- oder Birnen-Typ?

Vor allem beim stammbetonten Übergewicht vom Apfel-Typ treten die Herz-Kreislauf-Riskofaktoren (erhöhte Blutzucker-, Blutdruck- und Blutfettwerte) gemeinsam auf.

Neben dem Körpergewicht ist auch die Verteilung des Körperfetts für die Abschätzung des Herz-Kreislauf-Risikos entscheidend. Ein Maß für die Fettverteilung ist das Taillen-Hüfte-Verhältnis:

$$\frac{\text{Taillenumfang [cm]}}{\text{Hüftumfang [cm]}}$$

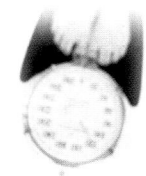

Messen Sie mit einem Zentimetermaß Ihren Taillen- und Hüftumfang, zum Beispiel:

$$\frac{\text{Taillenumfang 85 cm}}{\text{Hüftumfang 100 cm}} = 0{,}85$$

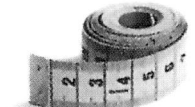

Ideal sind folgende Werte: Frauen < 0,85
Männer < 1,0

Apfel-Typen sind deutlich stärker von Risikofaktoren für Herz-Kreislauf-Erkrankungen betroffen als übergewichtige Menschen des Birnen-Typs. Apfel-Typen entwickeln zudem häufiger einen Diabetes mellitus Typ 2.

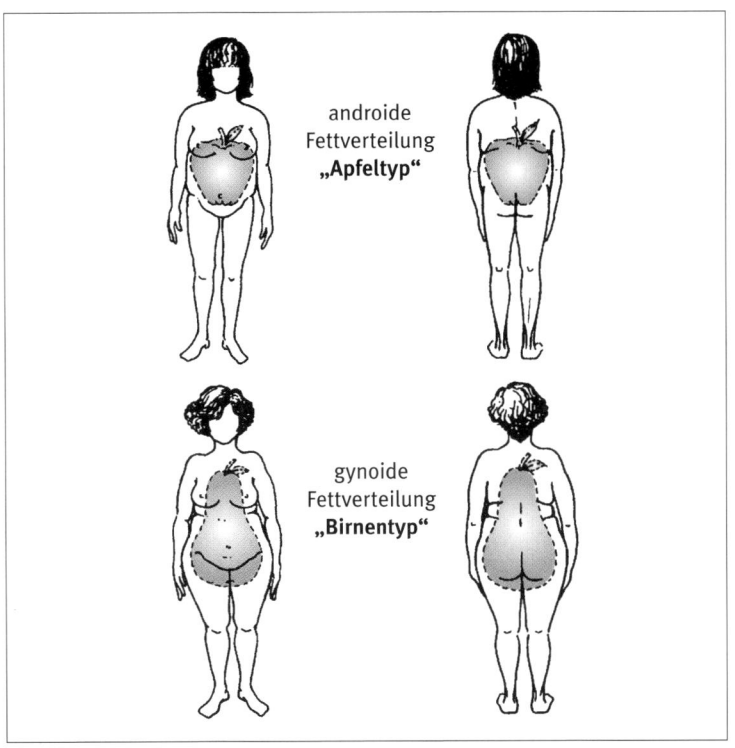

androide
Fettverteilung
„Apfeltyp"

gynoide
Fettverteilung
„Birnentyp"

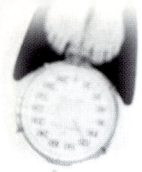

Fettabbau – ohne Verlust von Körpereiweiß!

Bereits der Abbau von 1 kg Körperfett führt zu einer Verringerung des Blutdrucks. Auch den Blutfetten und vor allem dem Blutzucker tun die verlorenen Pfunde gut, denn die Insulinempfindlichkeit nimmt zu! Vor allem Diabetiker profitieren daher von einer Gewichtsabnahme.

Bei radikalen Fastenkuren verlieren Sie jedoch unnötig wertvolle Körpersubstanz wie z. B. Muskeleiweiß. Darum gilt: „Was in vielen Jahren angegessen wurde, muss auch langsam abgebaut werden".

Gesundes Abnehmen erreichen Sie mit einer Energiezufuhr, die um 250 kcal bis maximal 500 kcal unter Ihrer bisherigen Ernährungsweise liegt. Auf diese Weise nehmen Sie 1–2 kg pro Monat ab. Schneller abzunehmen schadet mehr als es nützt, denn der Körper baut dann wertvolles Muskeleiweiß ab!

Wie hoch ist Ihr Übergewicht?

Der Body-Mass-Index (kurz BMI) wird als Körpermassenindex bezeichnet. Mit seiner Hilfe können Sie erkennen, ob Sie noch normales Gewicht haben oder bereits Übergewicht:

$$BMI = \frac{\text{Körpergewicht (in kg)}}{\text{Körpergröße} \times \text{Körpergröße (in m)}}$$

Ein akzeptabler BMI liegt bei Frauen zwischen 19 und 24, bei Männern zwischen 20 und 25.

Herr Klipp wiegt 80 kg, seine Größe beträgt 1,74 m. Daraus errechnet sich folgender BMI:

$$\frac{80}{1,74 \times 1,74} = 26,4;\ \text{dieser BMI ist zu hoch!}$$

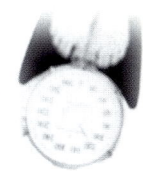

Frau Klar wiegt 61 kg, ihre Größe beträgt 1,65 m. Daraus errechnet sich folgender BMI:

$$\frac{61}{1,65 \times 1,65} = 22,4; \text{ dieser BMI ist in Ordnung!}$$

● **Richtwerte für Männer und Frauen nach WHO**

	Männer	Frauen	
BMI	unter 18	unter 17,5	untergewichtig
	20–25	19–24	normalgewichtig
	23	21	Idealgewicht
	25–29	24–29	Übergewicht Grad I
	30–34	30–34	Fettsucht Grad IIa
	35–39	35–39	Fettsucht Grad IIb
	über 40	über 40	extreme Fettsucht Grad III

Wie hoch ist Ihr Energiebedarf?

Um abzunehmen, sollten Sie Ihren Energiebedarf pro Tag kennen; dazu legen Sie bitte Ihr **Normal**gewicht zugrunde, also das Gewicht, dass Sie bei einem BMI von 20–25 (Männer) bzw. 19–24 (Frauen) auf die Waage bringen würden:

● Männer: Normalgewicht in kg × 32 (bis 35)* kcal
● Frauen: Normalgewicht in kg × 30 (bis 33)* kcal

* bei körperlicher Aktivität

Wenn Sie täglich so viele Kalorien aufnehmen, wie diesem ermittelten Energiebedarf entspricht, bliebe ihr Gewicht konstant auf gleicher Höhe. Wenn Sie abnehmen wollen, müssen Sie daher täglich 250–500 kcal einsparen. Dadurch mobilisiert der

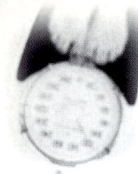

Für nierenkranke Menschen sind Formuladiäten wie Eiweißdrinks ungeeignet.

Körper seine Fettreserven und baut 1–2 kg Körperfett im Monat ab. Nie soll er sein Muskeleiweiß anknabbern müssen, darum vermeiden Sie Fastentage und Hungerkuren mit zu schneller Gewichtsabnahme.

Um abzunehmen müssen Sie übrigens nicht einmal die Gesamtmenge der Lebensmittel reduzieren – vorausgesetzt, Sie halbieren die Menge der fett- und eiweißreichen Lebensmittel. Weitere Anregungen dazu finden Sie ab Seite 127.

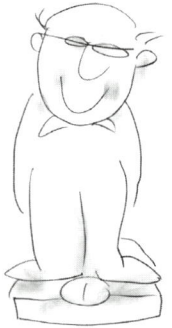

Herr Klipp freut sich über seine Gewichtsabnahme, denn heute weiß er, wie man's richtig macht ...

Herr Klipp will weiter abnehmen

Er hat zwar schon abgenommen, möchte sich jedoch mit den erreichten 80 kg noch nicht zufrieden geben. Keinesfalls möchte er wieder zunehmen. So rechnet er als Zielgewicht 74 kg und multipliziert diese Zahl mit der kcal-Zahl 32, da er sich wenig körperlich betätigt.

74 kg x 32 kcal = 2368 kcal Energiebedarf pro Tag

Um abzunehmen sollte er also nur noch 2368 kcal – 250 kcal = 2118 kcal täglich aufnehmen.

Vor seinem Infarkt hat er einmal eine 1000-kcal-Diät (mit einem Eiweißpulver) gemacht und dabei in diesen 2 Wochen 5 kg abgenommen. Länger hat er nicht durchgehalten. Nach einem halben Jahr war alles wieder drauf. Heute weiß er, warum diese Hungerdiät auf Dauer keinen Erfolg brachte.

Frau Klar dagegen multipliziert ihre 61 kg mit 33, da sie häufig joggt, also körperlich aktiv ist:

61 kg x 33 kcal = 2013 kcal Energiebedarf pro Tag

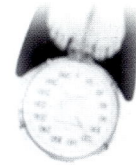

Körperliche Aktivität und Energieverbrauch

Durch körperliche Aktivität wird mehr Energie verbrannt, vor allem aber verbessert sich das Körpergefühl. Das stabilisiert den Erfolg beim Abnehmen. Trotzdem sollten Sie die Wirkung von körperlicher Aktivität im Hinblick auf den dabei stattfindenden Kalorienverbrauch nicht überschätzen.

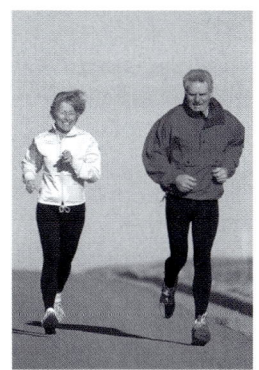

Positive Effekte von Sport:

- Führt zu körperlicher Fitness und Wohlbefinden
- Verbessert das Körpergefühl
- Lenkt vom Essen ab
- Hilft, Stress abzubauen
- Motiviert weiter zum Abnehmen
- Steigert die Lebensfreude

Der langsame Weg zu richtigem Essverhalten

Hinter dem Wunsch, so schnell wie möglich abzunehmen, steckt oft die fehlende Bereitschaft, langfristig an sich zu arbeiten. Wer aber verstanden hat, wie langfristige Verhaltensänderungen zu erreichen und zu erhalten sind, kann diese Erfahrung auch in andere Lebensbereiche einbringen.

Richtiges Abnehmen zwingt zum langfristigen Beobachten, Bewerten und Verändern des eigenen Ess- und Trinkverhaltens. Darin liegt die höhere Erfolgsaussicht einer langsamen Gewichtsabnahme im Vergleich zu einer „schnellen Diät".

Zunächst sollten Sie das Pro und Contra einer Ernährungs- und Bewegungsumstellung für Sie überdenken und notieren.

Dann sollten Sie sich selbst beobachten: Wie oft esse ich aus z. B. Hunger, Langeweile, Unruhe, Frust, Appetit oder weil es in Gesellschaft so gut schmeckt? Oder esse ich oft aus Gewohnheit und gar nicht, weil ich Hunger habe?

Machen Sie sich bewusst, warum Sie wann mehr essen!

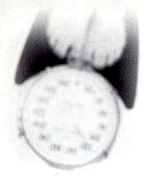

Sie werden beim Nachdenken und Selbstbeobachten schnell feststellen, wie viele Entschuldigungen für ein falsches Essverhalten herhalten müssen und wie wichtig es ist, genau in sich hinein zu hören. Wem dieser Aufwand zu viel ist, mag vielleicht mit einer anderen Methode auch abnehmen können. Aber sein Ernährungsverhalten kann er letztendlich langfristig nur mit Selbsterkenntnis und deutlichen Schritten der Selbstveränderung umstellen und stabilisieren. Rechnen Sie zwei bis drei Jahre für diesen Prozess des „Abschneidens von alten Zöpfen"!

Tipps für ein neues Essverhalten

Hier einige Anregungen, mit denen Sie sich am Anfang ein wenig überlisten können:

- Essen Sie nur an einem „richtigen" Essplatz, also nicht mal eben im Stehen.
- Essen Sie regelmäßig, also nur zu festgelegten Zeiten.
- Lassen Sie sich beim Essen nicht ablenken (z. B. durch Fernsehen, Zeitung lesen usw.).
- Kaufen Sie ein, wenn Sie keinen Hunger haben.
- Einladungen zum Essen vorplanen, d. h. vorher entsprechend weniger essen.
- Schöpfen Sie nicht mehr nach.
- Lassen Sie einen „Anstandsrest" auf dem Teller.
- Essen Sie von kleinen Tellern kleinere Portionen.
- Nehmen Sie sich viel Zeit zum Essen.
- Magenfüller wie ein Glas Wasser oder ein Salat vor dem Essen helfen dabei, sich früher satt zu fühlen.

Sie können sich aber auch einem Programm anschließen, z. B. der „Pfundskur" im SWR 1, die jedes Frühjahr tausende von Teilnehmern hat; mit der richtigen inneren Einstellung und guter Betreuung haben Sie gute Chancen, auf lange Sicht abzunehmen und damit viel für Ihr Wohlbefinden und Ihre Gesundheit zu tun.

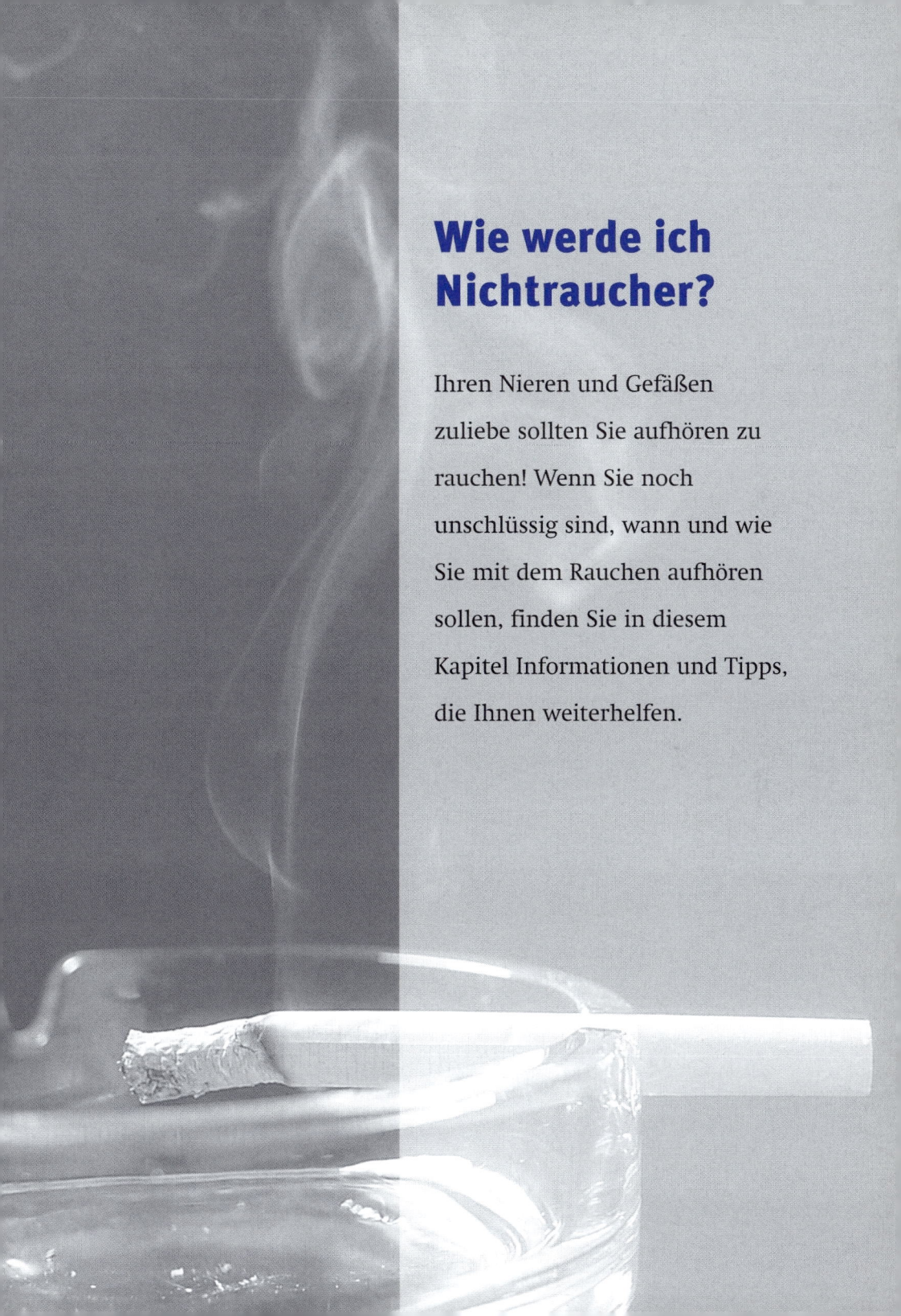

Wie werde ich Nichtraucher?

Ihren Nieren und Gefäßen zuliebe sollten Sie aufhören zu rauchen! Wenn Sie noch unschlüssig sind, wann und wie Sie mit dem Rauchen aufhören sollen, finden Sie in diesem Kapitel Informationen und Tipps, die Ihnen weiterhelfen.

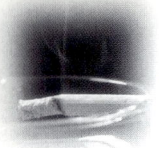

Rauchen – Wie der Körper reagiert

Rauchen beeinträchtigt fast alle Organsysteme des Körpers, einschließlich der Hormonregulation und der Blutgerinnung. Dadurch erklärt sich, dass bei Rauchern die verschiedensten Krankheiten gehäuft auftreten: Abnahme des Geruchssinnes, Schlaganfall, chronische Bronchitis, Lungenkrebs, Parodontose, Herzinfarkt, Raucherbein, Impotenz, bei rauchenden Frauen zusätzlich Entwicklungsstörungen des Kindes während der Schwangerschaft, frühe Menopause und Osteoporose. Das Rauchen wirkt sich weiterhin ungünstig auf den Fettstoffwechsel aus: Raucher haben höhere Cholesterin- und Triglyzeridwerte sowie niedrigere HDL-Cholesterinwerte als Nichtraucher.

Risiko für Ihre Nieren!

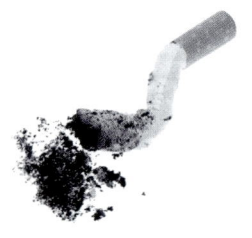

Nichtraucher zu werden ist der effektivste Nierenschutz – vor zu hohem Blutdruck und Blutzucker:

- Rauchen hebt die Wirkung von nierenschützenden Blutdrucktabletten (ACE -Hemmer oder AT1-Blocker) auf!
- Das Rauchen einer Zigarette führt zu einer Blutdruckerhöhung, die ca. $^1/_2$ Stunde anhält.
- Zusätzlich schadet Rauchen den Nierenkanälchen.
- Raucher entwickeln häufiger eine Mikro- oder Makroalbuminurie als Zeichen einer Nierenschädigung als Nichtraucher. Dies hat sich in großen Studien mit tausenden von Teilnehmern gezeigt.

Rauchen und Diabetes mellitus

Diabetiker leiden häufiger als Nichtdiabetiker an Herz-Kreislauf-Erkrankungen. Deshalb ist Rauchen für sie noch schädlicher als für andere Menschen.

Hört ein Diabetiker mit dem Rauchen auf, hat das einen ähnlichen Gesundheitsvorteil für ihn, wie seinen HbA_{1c} (s. S. 18) niedrig zu halten.

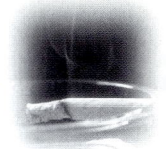

In einer Studie mit 800 Typ-2-Diabetikern bekamen innerhalb von 4 Jahren mehr als doppelt so viele Raucher wie Nichtraucher eine Makroalbuminurie! Je mehr Zigaretten geraucht wurden, desto größer war die Gefahr, ein diabetisches Nierenproblem (Nephropathie) zu entwickeln oder/und dieses schneller zu verschlechtern.

Das Risiko für weitere Nierenschäden sinkt jedoch wieder, wenn man das Rauchen einstellt oder zumindest reduziert.

Der Weg zum Nichtraucher

Um sich Ihre ganz persönlichen Gründe für und gegen das Rauchen buchstäblich vor Augen zu halten, schreiben Sie diese einfach auf ein Blatt Papier – als Richtschnur für Ihre innere Entwicklung auf dem Weg zum Nichtraucher. Formulieren Sie die Vorteile des Nichtrauchens; schreiben Sie auch auf, mit welchen Schwierigkeiten Sie rechnen müssen, wenn Sie mit dem Rauchen aufhören.

Wenn Sie Lust darauf haben, eine Zigarette zu rauchen, lenken Sie Ihre Aufmerksamkeit auf etwas Anderes. Machen Sie sich bewusst, unter welchen Umständen Sie nicht an das Rauchen denken – z. B. beim Sport …?

Reden Sie auch mit Ex-Rauchern aus Ihrem Bekanntenkreis. Suchen Sie die Nähe solcher Leute, die Ihrem Vorhaben gut tun.

Falls Sie gerade großen beruflichen oder persönlichen Belastungen ausgesetzt sind und es sich deshalb nicht zutrauen, mit dem Rauchen aufzuhören – versuchen Sie trotzdem ab jetzt, Ihren Zigarettenverbrauch zu senken.

Jede nicht gerauchte Zigarette ist besser als eine gerauchte.

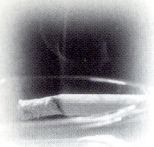

Die Schluss-Punkt-Methode

Bei dieser Methode hören Sie ab sofort auf zu rauchen! Um die ersten sieben Tage ohne Rauchen gut über die Runden zu bringen, hier einige Tipps:

- Sagen Sie der „Rauch–Automatik" den Kampf an: Tun Sie Ungewohntes, verändern Sie möglichst vieles an Ihrem gewohnten Tagesablauf.
- Gehen Sie den typischen „Rauch"-Situationen mit allen Mitteln aus dem Weg: z. B. stehen Sie einfach nach dem Essen sofort auf; oder stellen Sie Ihre Möbel um und benutzen Sie eine Zeitlang einen anderen Sessel oder Platz zum Zeitung lesen oder für das abendliche Fernsehen.

Die Schritt-für-Schritt-Methode

„Wer langsam macht, kommt auch voran."

Hier gewöhnen Sie sich das Rauchen ab, indem Sie im Laufe von Wochen auf eine Zigarette nach der anderen verzichten.

Zur schrittweisen Raucherentwöhnung werden in Volkshochschulen, Kneipp-Vereinen und anderen Einrichtungen der Erwachsenenbildung oder Krankenkassen Gruppenkurse angeboten wie „Nichtraucher in 10 Wochen!"

Stecken Sie sich einen kleinen Stift und Minipapierblock in oder an die Schachtel und führen Sie eine tägliche Strichliste. Vor dem Anzünden der Zigarette ziehen Sie einen Strich und jeden Morgen entscheiden Sie neu, an welcher Zigarettenschraube Sie heute drehen wollen.

Doch irgendwann werden die wenigen verbliebenen Zigaretten schwerer zu ertragen sein, als der ganze Verzicht. Dann ist der Zeitpunkt gekommen, auch hier einen „Schluss-Punkt" zu setzen.

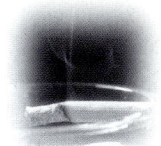

▪ Frau Klar hört mit dem Rauchen auf

Frau Klar wollte schon lange den Kindern zuliebe das Rauchen aufgeben. Während ihren beiden Schwangerschaften hat sie es tatsächlich auch geschafft, nicht zu rauchen, danach aber wieder angefangen.

Nachdem sie von ihrem erhöhten Mikroalbuminwert erfahren und einiges über die Wirkung des Rauchens auf die Blutgefäße gelesen hatte, beschloss sie, das Rauchen endgültig aufzugeben. Die Schritt-für-Schritt-Methode war nicht ihr Ding. So hörte sie vor kurzem ganz auf – von heute auf morgen! Die Angst vor einer Gewichtszunahme hielt sie vorher immer ab, diesen Schritt zu tun. Da sie aber gerne joggt, lenkt sie sich vor allem damit ab und vermeidet außerdem fettreiche Süßigkeiten wie Schokolade und isst dafür viel mehr Obst als vorher. Wenn Sie ein ganz starkes Verlangen nach einer Zigarette hat, gönnt sie sich auch mal ein Gummibärchen ...

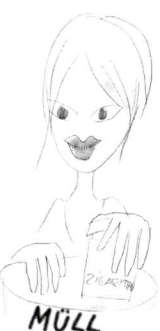

MÜLL

Wo Sie Unterstützung finden

Beim „Rauchertelefon" können alle Raucher anrufen, die Fragen zum Rauchen und zum Aufhören habe, die gerade an Entzugssymptomen leiden oder wieder rückfällig geworden sind usw. Aber auch Nichtaucher, die ihren Familienangehörigen, Freunden, Bekannten oder Kollegen weiterhelfen möchten, erhalten hier kostenlose Informationen – auf Wunsch auch anonym.

Adressen

Ja – Ich werde Nichtraucher
Broschüre der Bundeszentrale für gesundheitliche Aufklärung, Ostmerheimer Straße 200, 51101 Köln
Kontakt/Telefonberatung Rauchfrei: Telefon 0221/8920 31; Fax 0221/89 92-300; Internet: www.bzga.de

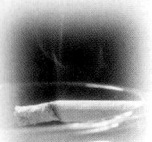

Aufatmen – Erfolgreich zum Nichtraucher (Broschüre)
Hirnverbrannt (Broschüre, außerdem Video und Aufkleber)
Deutsche Krebshilfe e. V., Thomas-Mann-Straße 40, 53111 Bonn
Rauchertelefon: 0228/72 99 00; Internet: www.krebshilfe.de

Raucherentwöhnung – leichter gemacht
Deutsches Krebsforschungszentrum, Heidelberg, Im Neuenheimer Feld 280, 69120 Heidelberg
Rauchertelefon: 06221/42 42 00; Internet: www.dkfz.de/rauchertelefon

Nichtraucher-Initiative Deutschland
Carl-von-Linde-Straße 11, 85716 Unterschleißheim
Telefon 089/3 17 12 12; Fax: 089/3 17 40 47

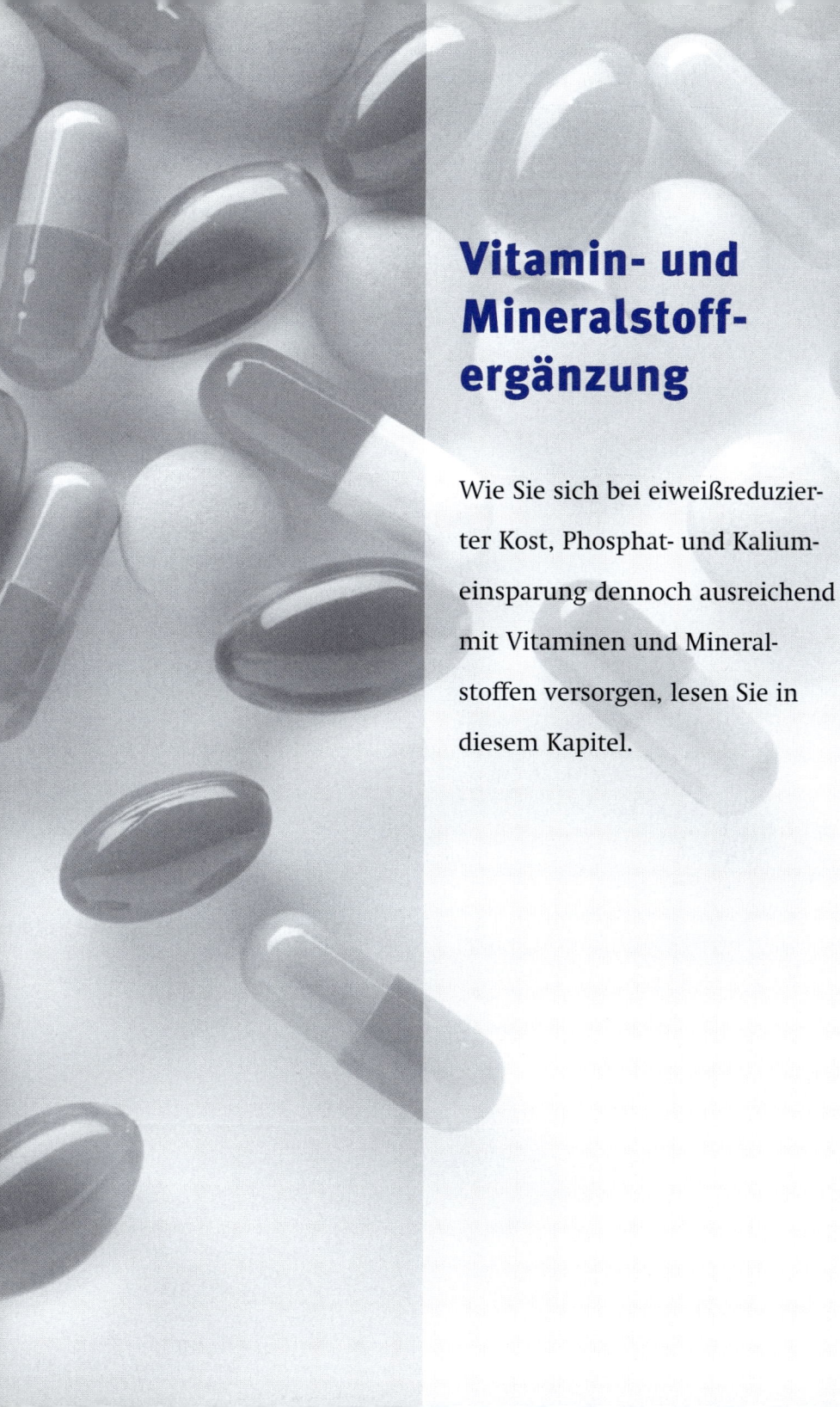

Vitamin- und Mineralstoff-ergänzung

Wie Sie sich bei eiweißreduzier-
ter Kost, Phosphat- und Kaliumeinsparung dennoch ausreichend
mit Vitaminen und Mineralstoffen versorgen, lesen Sie in
diesem Kapitel.

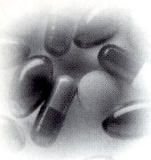

Vitamine und Mineralstoffe müssen in ausreichender Höhe mit der Nahrung aufgenommen werden, denn der Organismus kann sie nicht selbst herstellen. Eine Unterversorgung mit diesen lebensnotwendigen Mikronährstoffen führt deshalb zu Mangelerscheinungen.

Vitamine

Wer Öle und Margarine den festen tierischen Fetten (z. B. in Fleisch und Käse) vorzieht, versorgt sich besser mit Vitamin E und den gesunden so genannten essenziellen Fettsäuren.

Es gibt fettlösliche (A, D, E, K) und wasserlösliche (z. B. C und B) Vitamine. Die fettlöslichen Vitamine werden im Körper (vor allem in der Leber) gespeichert. Dagegen kann der Körper von den wasserlöslichen Vitaminen keinen Vorrat anlegen, sie gehen beim Kochen wie Kalium und andere Mineralstoffe teilweise ins Kochwasser über.

„Rauchervitamine"

Einige Vitamine wirken als Schutzvitamine (Antioxidanzien), z. B. die Vitamine E, C, und die Vitamin-A-Vorstufe Beta-Carotin; auch einigen sekundären Pflanzenstoffen wird diese Schutzfunktion zugeschrieben. Gerade beim Rauchen, aber auch bei Verdauungsprozessen entstehen freie Radikale, das sind aggressive Substanzen, die organschädigende Kettenreaktionen wie Arteriosklerose, aber auch Krebs auslösen können. Antioxidanzien besitzen die Fähigkeit, diese freien Radikale abzufangen und damit unschädlich zu machen. Raucher brauchen von diesen Abwehrvitaminen mehr als Nichtraucher; ob es sinnvoll ist, diese Vitamine in großzügigen Mengen aufzunehmen und sich damit vor Gefäßschäden, z. B. an den Nieren, zu schützen, konnte in Studien jedoch nicht eindeutig belegt werden.

Vitaminversorgung

Wer weniger Eiweiß und Fett isst, nimmt mehr Kohlenhydrate auf, damit mehr Ballaststoffe und mehr sekundäre Pflanzenstoffe, Vitamine oder deren Vorstufen sowie teilweise auch mehr Mineralstoffe – jedoch weniger Kalzium.

Besprechen Sie bitte Ihre Vitaminsituation mit Ihrem behandelnden Arzt – vor allem bei fortgeschrittener Nierenschwäche.

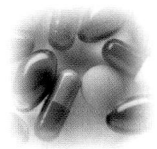

Vitamin B_1

Wichtige Vitamin-B_1-Quellen: Scholle, mageres Schweinefleisch, Herz, Leber, Ente, Vollkornerzeugnisse, Blumenkohl, grüne Erbsen, Kartoffeln, Spargel.

Einschränken von Eiweiß und Fett – also z. B. ein geringerer Verzehr von Schweinefleisch – führt zu einer geringeren Aufnahme von Vitamin B_1, aber auch das Wässern von Kartoffeln und Gemüse, z. B. zwecks Kaliumeinsparung. Dies können Sie durch mehr Vollkornprodukte und Verzehr der o. g. Gemüsesorten wettmachen. Höhere Dosen Entwässerungstabletten (Diuretika) sowie Alkoholmissbrauch erhöhen den Bedarf an Vitamin B_1 ebenfalls.

Kaliumsparer brauchen Vitaminergänzung!

Vitamin B_{12}

Wichtige Vitamin-B_{12}-Quellen: Fast ausschließlich tierische Lebensmittel (Eier, Milch, Fleisch, Leber); in geringen Mengen auch in Sauerkraut und Bier.

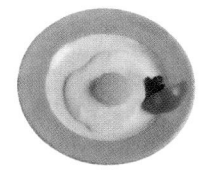

Wer über lange Jahre strikt auf tierische Lebensmittel verzichtet, ist durch einen Mangel an Vitamin B_{12} gefährdet – außer er isst regelmäßig Sauerkraut.

Vitamin C

Wichtige Vitamin-C-Quellen: Frisches Obst und Gemüse, z. B. Sanddorn, schwarze Johannisbeeren, Paprika, Zitrusfrüchte, grünes Blattgemüse, Brokkoli.

Kaliumsparende Kost, d. h. Mengeneinschränkung und Wässern von Gemüse und Kartoffeln kann zu einem Vitamin-C-Defizit führen – besprechen Sie daher Ihre Vitaminsituation mit Ihrem behandelnden Arzt!

Als wasserlösliches Vitamin wird es bei Überdosierung über den Urin ausgeschieden. Eine Aufnahme größerer Mengen ist daher völlig ungefährlich.

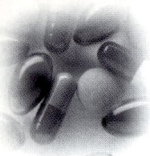

Vitamin D

Wichtige Vitamin-D-Quellen: Lebertran, Hering, Sardinen, Thunfisch, Eigelb, Milch, Milchprodukte, Zusatz in Margarine.

Die Vorstufe von Vitamin D entsteht durch Sonneneinstrahlung in der Haut, die nächste Stufe in der Leber und die Endstufe ($1,25$-OH-D$_3$) in der Niere. Bei Niereninsuffizienz kommt es zu einem Vitamin-D-Mangel und deshalb wird bei renaler Osteopathie Vitamin D$_3$ verabreicht (s. S. 34).

Auch alte Menschen, die gebrechlich und ans Haus gebunden sind, können unter Vitamin-D-Mangel leiden. Für die sonnenlichtarme Winterzeit empfiehlt sich daher für Menschen über 50 J. die Einnahme von 500 IE Vitamin D in Tablettenform.

Folsäure

Bald wird folsäureangereichertes Mehl auf den Markt kommen, ebenso Backmischungen mit Folsäure; bereits jetzt erhältlich ist folsäurehaltiges Speisesalz (Bad Reichenhaller Markenjodsalz mit Fluorid und Folsäure®).

Wichtige Folsäurequellen: grünes Blattgemüse, z.B. Spinat, Salat, versch. Kohlarten, Vollkornprodukte, Weizenkeime, Sojabohnen, Hülsenfrüchte, Kartoffeln, Gurke, Tomate, Kürbis, Banane, Weintrauben, Apfelsine, Avocado, Mango, Leber, Milch, Milchprodukte, Eier.

Alkoholismus, Vitamin-B$_{12}$-Mangel und einseitige Ernährung können eine Verarmung an Folsäure bewirken. Da viele folsäurereichen Lebensmittel gleichzeitig phosphatreich sind, sollten Sie dies, wenn Sie Kalium und Phosphat einsparen, mit Ihrem behandelnden Arzt besprechen.

▪ Homocystein und Arteriosklerose

Homocystein ist ein köpereigener Stoff, der beim Eiweißabbau entsteht. Ein erhöhter Homocysteinspiegel im Serum erhöht das Risiko für eine Arteriosklerose.

Bei ausreichender Vitamin- und Minrealstoffversorgung wird Homocystein rasch umgewandelt und abgebaut; unter einem Mangel an den Vitaminen B$_6$, B$_{12}$ und vor allem Folsäure steigt der Homocysteingehalt im Blut jedoch gefährlich an.

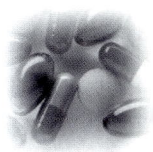

Mineralstoffe

Neben Natrium, Kalium und Phosphat sind folgende Mineralstoffe bzw. Spurenelemente für Sie interessant: Magnesium, Zink und Selen.

Magnesium

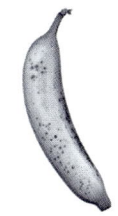

Wichtige Magnesiumquellen: Vollkornerzeugnisse, viele Gemüsearten, Obst, z. B. Beerenobst, Orangen, Bananen, Hülsenfrüchte, Kartoffeln, Sojabohnen, Gemüse, Milch, Milchprodukte, Leber, Geflügel, Fisch, Kaffee, Tee.

Gefährdet für einen Magnesiummangel sind Alkoholiker und Schwerkranke sowie Menschen mit einseitiger Ernährung und Medikamentenkombinationen (z. B. Diuretika, Kortison).

Eine magnesiumreiche Kost bzw. eine Magnesiumzulage kann den Blutdruck geringfügig um 1–2 mm Hg absenken.

Kalium- und Phosphatsparer sollten ihre Magnesiumversorgung mit ihrem Arzt absprechen!

Kalzium

Wichtige Kalziumquellen: Milch, Jogurt, Käse, Vollkornerzeugnisse, Gemüse (Grün- und Weißkohl, Fenchel, Lauch, Spinat, Brokkoli, Brunnenkresse), bestimmte Orangensaftprodukte und manche Mineralwässer.

Zur Vorbeugung gegen Knochenentkalkung (Osteoporose) wird heute von Ernährungsexperten eine tägliche Kalziumzufuhr von 1000 mg für Erwachsene angesehen. Auch körperliche Aktivität und Aufenthalt im Freien schützt vor Knochenabbau im zunehmendem Alter.

Früher sah man den „Witwenbuckel" bei älteren Frauen als unvermeidlich an.

Wenn Sie, beispielweise um Phosphat oder Eiweiß zu sparen, Milch- und Milchprodukte einschränken bzw. gegen kleine Mengen Sahne und Sahneerzeugnisse eintauschen, kommen Sie nur auf ungefähr die Hälfte dieser empfohlenen Menge. Bei zu geringer Kalziumaufnahme entnimmt der Körper das fehlende Kalzium aus den Knochen. Ein Zuviel an Phosphat fördert ebenfalls die Knochenentkalkung – auch bei Gesunden.

Wer Eiweiß spart sollte pro Tag mindestens 500 mg Kalzium zusätzlich aufnehmen, z. B. durch Mineralwasser oder Brausetabletten.

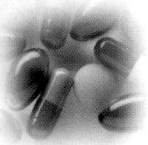

Suchen Sie sich ein Mineralwasser über 150 mg Kalzium pro Liter – die Werte finden Sie in der Analyse. Weitere Informationen über Mineral- und Heilwässer: Verband deutscher Mineralbrunnen/Heilbrunnen e. V., Kennedyallee 28, 53175 Bonn; www.heilwasser.de

Einer Unterversorgung mit Kalzium können Sie abhelfen, indem Sie viel Gemüse essen (sofern Kalium kein Problem ist), kalziumreiches Mineralwasser trinken und Kalziumpräparate einnehmen.

Aufnahme von Kalziumpräparaten über den Tag verteilt, d. h. zu den Mahlzeiten, ist am günstigsten; eine letzte Kalziumaufnahme vor dem Schlafen verhindert Knochenverlust während der Nacht, denn während dieser Zeit ist der Knochenumbau am stärksten. Nehmen Sie Kalzium- bitte nicht zusammen mit Eisenpräparaten, denn beide Substanzen gehen eine unlösliche Verbindung miteinander ein und damit dem Körper verloren.

Zink

Wichtige Zinkquellen: Fleisch, Fisch, Schalentiere, Innereien, Eier, Milch, Milchprodukte, Vollkornerzeugnisse.

Zink ist in vielen Enzymen enthalten und für ihre Aktivierung nötig. Darum treten bei Zinkmangel auch viele unterschiedliche Funktionsstörungen auf: Nachlassen des Geschmacks- und Geruchssinnes sowie der Wundheilung, aber auch Infektanfälligkeit, Haarausfall, Hautveränderungen usw.

Sauerteigbrot und gemischte Kost verhindert hierzulande auch unter Eiweißreduktion einen Zinkmangel. Menschen mit chronischen Darmerkrankungen können jedoch auch bei uns einen ausgeprägten Zinkmangel aufweisen.

Bei chronisch Nierenkranken kann ebenfalls Zinkmangel auftreten, der jedoch erfolgreich behoben werden kann.

Selen

Wichtige Selenquellen: Leber, Muskelfleisch, Getreide, Hülsenfrüchte.

Da der Selengehalt von Lebensmitteln extrem schwankt, sind Angaben in Tabellen oft sehr unzuverlässig.

Von allen Mineralstoffen scheint Selen den stärksten Einfluss auf die Immunabwehr zu haben.

Weizen aus Kanada und den USA ist wegen des dortigen Bodens selenreicher. Besonders selenreich ist z. B. das Korn-Vital S-Brot®.

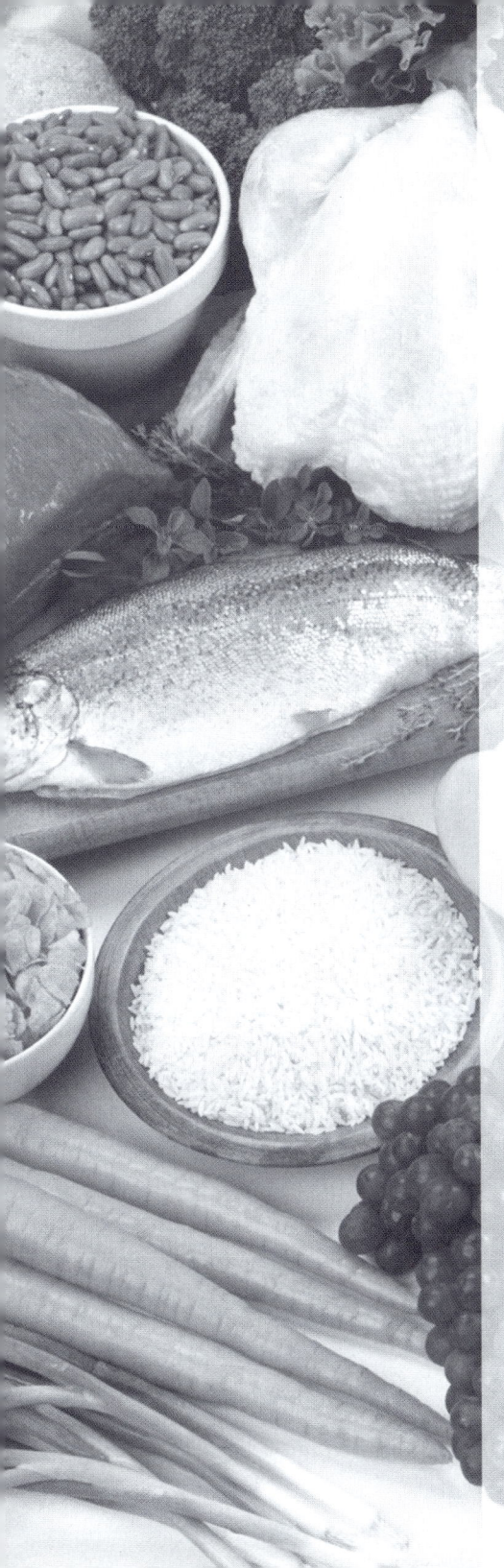

Der Ernährungskreis

Der hier vorgestellte Ernährungskreis ist für Kalium- und Phosphatsparer leicht vom Grundmo-
dell der Deutschen Gesellschaft
für Ernährung (DGE) abgewandelt. Er kann Ihnen dabei helfen,
Ihre Entscheidungen über Essen
und Trinken künftig schneller
und sicherer zu treffen.

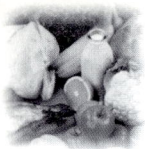

Mithilfe des Ernährungskreises können Sie Ihr Essen außer Haus und zu Hause optimal gestalten. Der Ernährungskreis fasst alle Lebensmittel in Gruppen zusammen:

- Gruppe 1: Getreide, Getreideprodukte und Kartoffeln
- Gruppe 2: Gemüse
- Gruppe 3: Obst
- Gruppe 4: Getränke
- Gruppe 5: Hülsenfrüchte
- Gruppe 6: Ölsamen, Nüsse und Öle
- Gruppe 7: Fette
- Gruppe 8: Milch und Milchprodukte
- Gruppe 9: Fisch
- Gruppe 10: Fleisch und Eier
- Gruppe 11: Süßigkeiten und Alkohol

Die Lebensmittelgruppen sind unterschiedlich gewichtet. Je größer das Segment ist, desto größer sollte der Stellenwert der Gruppe in Ihrer täglichen Ernährung sein.

Sinnvoll essen – gesund ernähren

Kein Mensch möchte exakt nach Plan essen und trinken. Damit Sie auch spontan genießen können, handhaben Sie die folgenden Empfehlungen flexibel. Mehr zu den einzelnen Gruppen können Sie in den nachfolgenden Abschnitten und im Kapitel Tipps und Tricks ab Seite 127 nachlesen.

Achtung Kaliumsparer: Für Sie gelten die besonderen Regeln unter „Kalium sparen" ab Seite 51.

Getreide und Getreideprodukte

Zum Kaliumsparen lesen Sie die besonderen Empfehlungen für den Umgang mit Kartoffeln auf Seite 60.

Diese Gruppe steht auf dem 1. Platz. Getreideprodukte und Kartoffeln sind kohlenhydrat- und ballaststoffreich. Über die Hälfte der Nahrungsenergie sollte aus Kohlenhydraten stammen. Mit reichlich Brot, Nudeln, Reis, Kartoffeln und Müsli ist das möglich. In jeder Mahlzeit sollte wenigstens eine kleine Menge eines dieser Lebensmittel auftauchen.

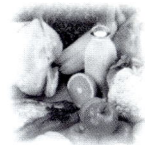

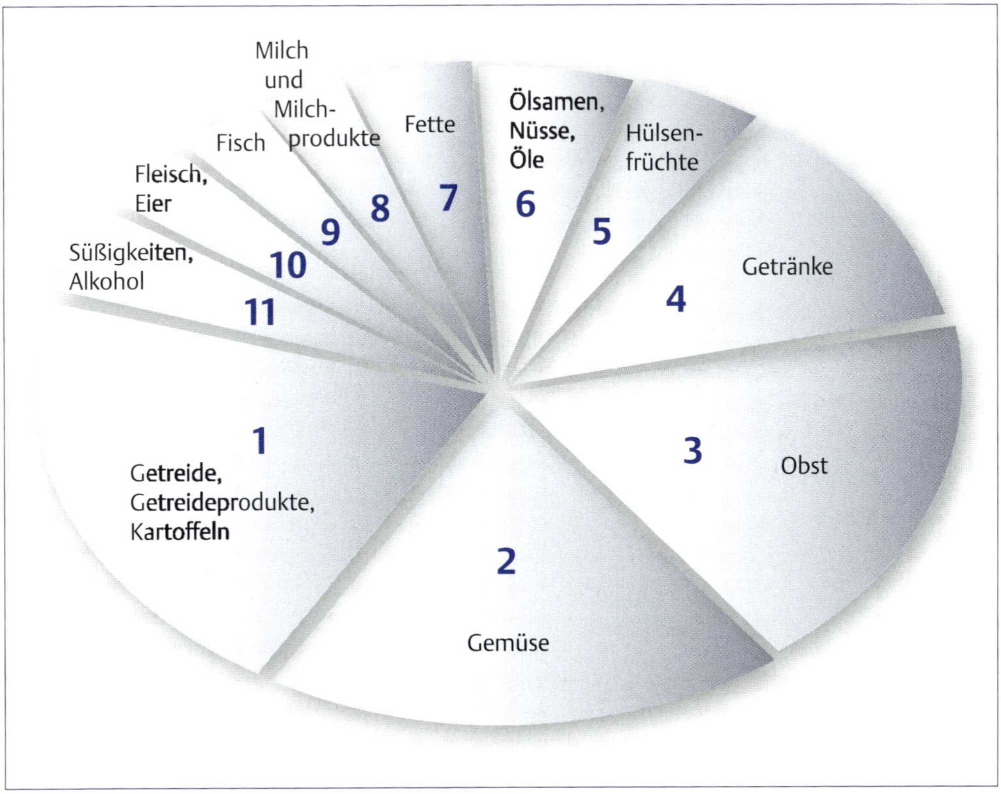

Milch
und
Milch-
produkte
Fisch
Fette
Ölsamen,
Nüsse,
Öle
Hülsen-
früchte

Fleisch,
Eier

Süßigkeiten,
Alkohol

8   7   6

9

10

5

11

Getränke

4

1

3   Obst

Getreide,
Getreideprodukte,
Kartoffeln

2

Gemüse

Der Ernährungskreis

Gemüse und Obst

Zwei weitere große Kreissegmente nehmen Gemüse und Obst ein. Ein Pfund (500–600 g) Obst und Gemüse pro Tag sind anzustreben.

Für Menschen mit Kaliumproblemen gelten besondere Empfehlungen (s. S. 51).

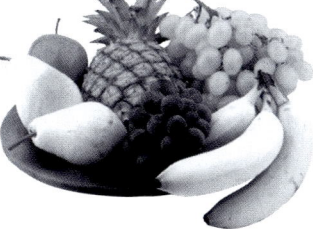

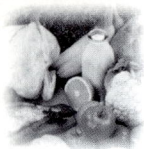

▪ Mehr Obst und Gemüse – mehr Schutz für Ihre Gesundheit!

Täglich sollte fünfmal Gemüse, Salat oder Obst auf Ihrem Speiseplan stehen!

Sie haben die Auswahl zwischen Obst und Gemüse (frisch oder tiefgefroren, auch aus Glas oder Dose), Trockenfrüchten, Frucht- und Gemüsesäften sowie Kräutern. Essen Sie sich für Ihre Gesundheit durchs Alphabet – von A wie Apfel bis Z wie Zwiebel. Tagesziel sind ca. 600 g Obst und Gemüse, mehr ist besser und schadet nicht der Figur. Das ist zu erreichen mit 5 Portionen:

3 Portionen Gemüse und 2 Portionen Obst pro Tag.

Näheres hierzu finden Sie auch im Internet unter www.5amtag.de oder in der AID-Broschüre „5 × am Tag Obst & Gemüse" (s. S. 189).

Getränke

Kalium-, Phosphat- und Flüssigkeitssparer finden ihre besonderen Regeln ab den Seiten 51, 61 und 67.

Getränke stehen ebenfalls im Vordergrund: 1,5–2 Liter kalorienarme Getränke pro Tag sind ideal.

Gute Durstlöscher sind Mineralwasser, ungesüßte Kräuter- und Früchtetees und stark verdünnte Obst- und Gemüsesäfte; Kaffee und Schwarztee gelten als Genussmittel.

Hülsenfrüchte

Diese eigentlich gesunden Ballaststoffträger sollten Sie nicht regelmäßig und nur in kleinen Portionen essen, denn Hülsenfrüchte wie Linsen, Bohnen, Erbsen und vor allem Sojabohnen sind eiweißreich und bringen auch Menschen mit Kalium- und Phosphatproblemen in Schwierigkeiten (s. S, 51, 61). Außerdem ist pflanzliches Eiweiß weniger gut verwertbar als tierisches (Ausnahme: Sojaeiweiß).

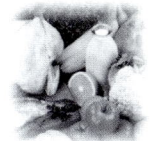

Nüsse, Ölsamen und Öle

Sie sind reich an gesunden Fettsäuren, fettlöslichen Vitaminen, Ballaststoffen und sekundären Pflanzenstoffen (siehe unten).

Öle sind zudem frei von Eiweiß und zudem auch frei von Phosphat und Kalium.

▪ Nicht zweitrangig: Sekundäre Pflanzenstoffe

In der Pflanze dienen sekundäre Pflanzenstoffe als Abwehrstoffe, unter anderem gegen Schädlinge; hierzu gehören z. B. die Phytosterine.

Essen wir sekundäre Pflanzenstoffe, so profitiert auch unser Körper von diesen Abwehrstoffen, denn sie hemmen Bakterien, schützen vor Infektionen, beeinflussen das Immunsystem und schützen vor Herz-Kreislauf-Erkrankungen und Krebs.

Auch bei erhöhtem Cholesterinspiegel können sich sekundäre Pflanzenstoffe positiv auswirken: Phytosterine/-sterole verhindern, dass aufgenommenes Nahrungscholesterin ins Blut gelangt. Diesen guten Effekt erreichen Sie durch Verzehr von Gemüse wie z. B. Brokkoli und Rosenkohl. Aber auch spezielle phytosterolhaltige Diätmargarine kann den Cholesterinspiegel im Blut um etwa 10% senken. Phytosterole kommen in Pflanzenölen, Samen, Nüssen vor. Gemüse und Obst enthalten ebenfalls Phytosterole, allerdings in kleineren Mengen.

Fette

Dieses Segment ist schmal, weil feste Fette und Schlachttierfette gegenüber Pflanzenölen viele Nachteile haben (s. S. 75). Das braucht Sie aber nicht abhalten, hier und dort auch einmal Speckwürfel einzusetzen. Kalorienreich sind beide Gruppen!

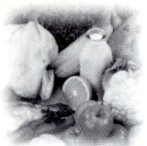

Milch und Milchprodukte

Sie sind bekannt als eiweißreiche Kalziumlieferanten. Sinnvoll ist hier die Beschränkung auf kleine Mengen fettreicher Milchprodukte. Wie Sie Ihre Kalziumversorgung trotzdem sichern, lesen Sie auf Seite 119.

Fisch

Fettfische enthalten viel Eiweiß und Fett. Das Fett der Eismeerfische enthält die besonders wertvollen Omega-3-Fettsäuren (s. S. 75). Trotz der Kalorien aus dem Fett ist das ihr Plus gegenüber Fleisch und anderen Eiweißträgern. Weil jedoch auch wertvolle Eismeerfische eiweißreich sind, fällt dieses Segment eher klein aus.

Fleisch und Eier

Das Segment ist schmal und kein tägliches Muss. Essen Sie eher unregelmäßig und in kleinen Mengen Wurst, Fleisch und Eier – dann profitiert Ihre Gesundheit am meisten.

Süßigkeiten und Alkohol

Warum dieses Segment nicht so groß ist, ist allgemein bekannt: Es handelt sich hier um Genussmittel, die leere Kalorien liefern, also keine wertvollen Nährstoffe enthalten. Dennoch können Sie sich ohne schlechtes Gewissen hier und dort eine Süßigkeit und auch mal ein Glas Wein oder Bier gönnen – es sei denn, dass andere Gründe dagegen sprechen.

Die meisten nuss- und schokoladenfreien Süßigkeiten sind eiweiß-, phosphat- und kaliumarm.

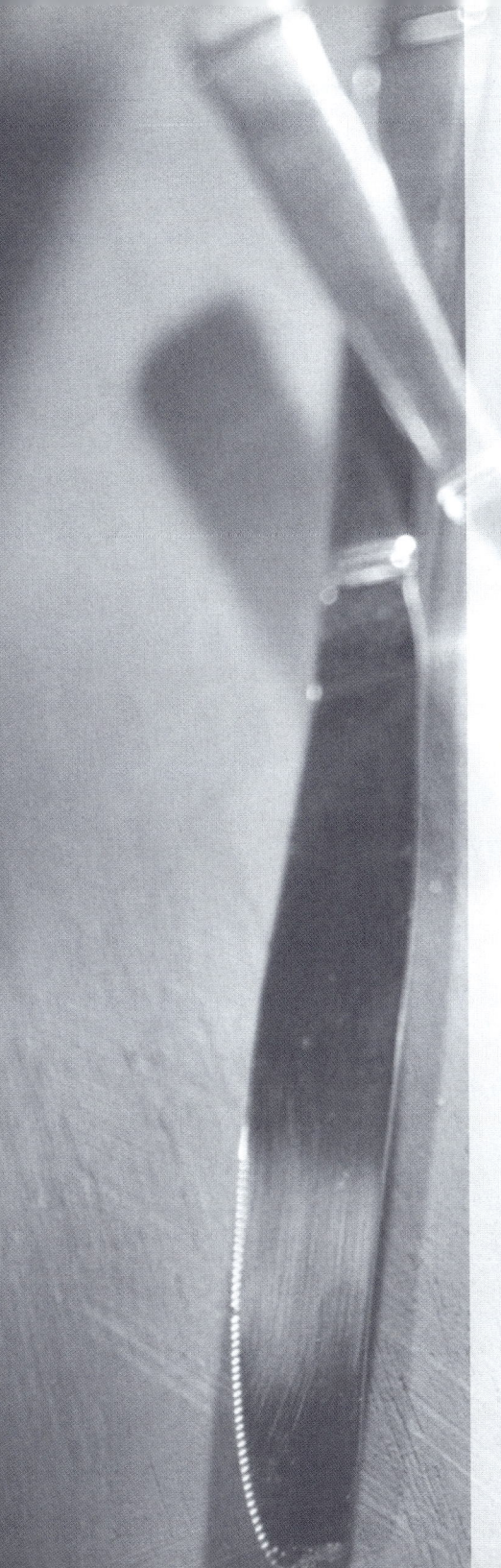

Tipps und Tricks rund um's Essen

In diesem Kapitel finden Sie viele Ideen und Anregungen, mit denen Sie jeden Tag Eiweiß und bei Bedarf Fett, Salz, Kalium und Phosphat im Essen und Trinken sparen können.

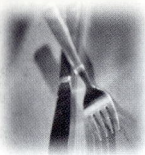
Folgende Symbole zeigen Ihnen auf einen Blick, welchen Effekt Sie mit welcher Maßnahme erreichen:

E↓ = Eiweiß sparen

F↓ = Fett sparen

S↓ = Salz sparen

K↓ = Kalium sparen

P↓ = Phosphat sparen

D = Tipps für Diabetiker

Frühstück

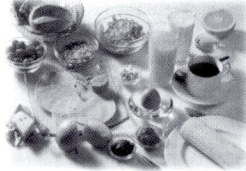

Essen Sie sich mit Kohlenhydraten satt und sparen Sie beim Fett.

D Wenn Sie sich vor einem Blutzuckeranstieg nach so vielen „geballten Kohlenhydraten" fürchten, rechnen Sie diese Kohlenhydrate von vornherein mit ein. Passen Sie Ihre Insulin- bzw. Tablettendosis an und besprechen Sie dies mit Ihrem Diabetesbehandlungsteam!

Frühstücksbrötchen

E↓**F**↓**S**↓**K**↓**P**↓ Frühstücksbrötchen haben mit Honig, Marmelade, Gelee, Rübensirup oder Apfelkraut zwar viele Kohlenhydrate, aber wenig Eiweiß und Fett. Schokoladenartige Brotbeläge wie Nuss-Nugat-Creme, Schokostreusel, Schokotäfelchen sind kalium- und fettreich.

D Scheuen Sie sich nicht vor dem süßen Belag. Berechnen Sie dafür pro Brötchenhälfte ca. $^1/_2$–1 BE an oder verwenden Sie „Light-Marmelade" oder „Diätmarmelade". Für das Brötchen berechnen Sie 2 BE.

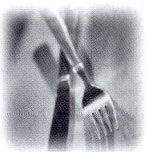

Streichfett

Auf Butter brauchen Sie nur verzichten, wenn Sie Ihre Blutfette regulieren möchten. Butter und Margarine enthalten gleich viel Fett und Kalorien. Wenn Sie Fett sparen möchten, bestreichen Sie das Brot dünn und sparsam.

F↓ Möglichkeiten zum Fettsparen sind Halbfettbutter, Halbfett- 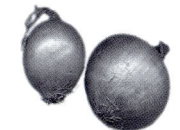 margarine oder Rahm-Brotaufstrich, z. B. Schmand (20% Fett), saure Sahne (10% Fett) oder Doppelrahmfrischkäse. Alles können Sie noch nach Geschmack mit Zitrone verfeinern, oder, wer es pikant mag, mit Zwiebeln, Frühlingszwiebeln oder gehackten Kräutern, z. B. Schnittlauch.

F↓ Halbfettmargarine hat nur 40% Fett, achten Sie auf die Bezeichnung „fettreduziert". Die Aufschrift „Diätmargarine" bezeichnet eine hochwertige diätetische Zusammensetzung zur Senkung erhöhter Blutfette. Als Halbfettmargarinen mit Oli- venöl sind z. B. Belolive® und Bertolli® auf den Markt gekommen.

F↓ Diät-Halbfettmargarine mit besonders günstigem Einfluss auf die Blutfette ist phytosterinhaltige Margarine, z. B. „ProVital- Becel®"-Margarine. Für Kinder und Menschen mit niedrigem Cholesterinspiegel ist sie jedoch nicht geeignet.

Frühstücksei

E↓**F**↓ **P**↓ Sparen Sie das Cholesterin ein, indem Sie ein Ei nur an Sonn- und Feiertagen essen.

Frühstückszerealien

E↓**F**↓**S**↓**P**↓ Für ein eiweißsparendes leichtes Frühstück emp- 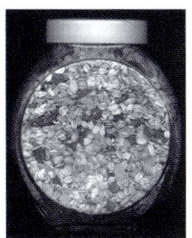 fehlen sich Müslis oder Frühstückszerealien. Mit ein paar Aus- nahmen sind alle Sorten auch sehr fettarm. Mehr Fett enthalten Flakes mit Nusskrokant, ebenso Knusper-, Schokomüsli und Müslimischungen mit Nuss oder Kokos.

K↓**P**↓ Cornflakes und ähnliche Frühstücksprodukte sind kalium- und phosphatarm, wenn sie keine Kleie, Nüsse, Scho-

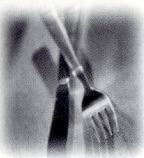
kolade, Kakao und Trockenfrüchte enthalten. Besonders kalium- und phosphatarm sind Frühstücksprodukte aus Mais (mit und ohne Zucker), aber auch Reisprodukte und mit Zucker und Honig angereicherte Frühstückszerealien.

D↓ Ballaststoffreiche Frühstücksprodukte sättigen und lassen den Blutzucker langsam ansteigen: 1 BE = 4 EL Cornflakes oder 2 EL Müslimischung.

Obst und Säfte

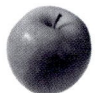

E↓**F**↓**S**↓**P**↓ Beide enthalten absolut eiweiß- und fettfreie Frühstücksvitamine – ganz im Sinne der „5 am Tag"-Empfehlung (S. 124)! 1 Handvoll Obst = 1–2 BE (s. auch Nährwerttabelleab S. 176).

K↓ Menge begrenzen, stark verdünnen!

D↓ Fruchtsaftgetränke und Fruchtsäfte heben eine Unterzuckerung schnell auf; $^1/_2$ Glas Fruchtsaft = 1 BE.

Milchprodukte und Kaffeesahne

E↓**K**↓**P**↓ Schlagsahne ist ideal, da sie eiweißarm und in kleinsten Mengen für die Figur und den Blutfettspiegel keine Belastung ist – so reicht 1 TL (3–5 g) pro Tasse Kaffee aus. Testen Sie aus, wie weit Ihnen ein 200 ml Becher Sahne hierfür ausreicht. Auch Kaffeesahne (10% Fett) ist günstiger als Kondensmilch.

K↓**P**↓ Auch für Sie sind Sahne und Kaffeesahne exzellent geeignet.

Wer seiner der Ernährung bereits viel Eiweiß einspart, kann die Frühstücksflocken mit 1–2 Esslöffel Jogurt anreichern.

Brotbeläge

Wurst

Fettreich darf die Wurst sein – denn je fetter, desto eiweißärmer!

E↓**F**↓**S**↓**P**↓ Wurst essen und Eiweiß sparen? Für die Fans des „Herzhaften" am frühen Morgen gibt es entweder die (etwas

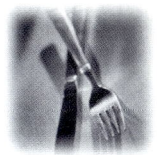

eiweißreichere) Möglichkeit, hauchdünne Scheiben fettreicher Wurst aufs Brot zu legen oder eine Streichleberwurst sparsam aufzustreichen.

Schmalz

E↓ S↓ P↓ Eine eiweißarme Variante sind Grieben- und Gänseschmalz, aber auch vegetarisches Röstzwiebelschmalz, z. B. in den Geschmacksrichtungen Apfel, Majoran, Apfel-Curry oder Knoblauch.

Käse, Rahm

E↓ P↓ Wer sein Brot mit Käse belegen möchte, sollte möglichst fetten Käse wählen, der weniger Eiweiß enthält. Außerdem ist er geschmacksintensiver als fettarmer Käse und deshalb genügen kleinere Mengen.

F↓ S↓ Schneiden Sie fetten Käse mit Käsehobel so dünn wie möglich auf und ergänzen Sie das Käsebrot mit Gemüsehäppchen oder mit Salatzubereitungen (Beispiele ab S. 140).

E↓ P↓ Eiweißärmer sind Kräuter-Doppelrahmfrischkäse, Cremefraiche mit Kräutern und Rahmbrotaufstriche, die z. B. in den Geschmacksrichtungen Paprika, Kräuter, Knoblauch oder mit anderen Zutaten im Handel sind.

Vegetarische Pasten

E↓ F↓ S↓ Probieren sie doch mal vegetarische Pasten, Brotcremes und Brotaufstriche – ein Riesensortiment auf Fett-, Hefe-, Gemüse- und Nussbasis steht Ihnen hier zur Verfügung. Sie finden es in Naturkost-, Reformhaus- und Feinkostläden, im Supermarkt und inzwischen auch in Discountern.

Vegetarische Pasten – weder Wurst noch Käse, aber pikant!

Gemüse- und Getreide-Brotaufstriche sind in verschiedenen Geschmacksrichtungen zu haben: z. B. Tomate, Tomaten-Bohnen-Salsa, Paprika-Nuss, Kichererbsen-Dinkel-Möhren, Basilikum-Tomate, Paprika, Apfel-Möhre, Rote Linse, Zwiebel, Meerrettich, Curry-Ananas usw.

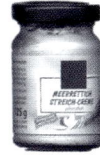

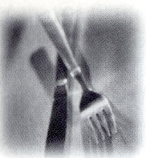
Bitte keine Brotaufstriche auf Tofu- oder Sojabasis, möglicherweise noch mit Lecithinzusatz – dahinter können sich wahre Eiweiß- und Phosphatbomben verstecken!

Pflanzenfettaufstriche

E↓F↓K↓ Brotaufstriche auf Pflanzenfettbasis können entweder vom Typ Apfel-Zwiebel-Schmalz sein oder als Basis gemahlene Ölsamen oder Nüsse enthalten, z. B. Kürbiskernaufstrich, oder gemahlene Sonnenblumenkerne, z. B. mit Bärlauch, Schabzigerkraut oder Oliven. Sie sind alle cholesterinfrei.

E↓F↓ Naturkost- und Reformhausgeschäfte bieten verschiedene Arten von Nussmus an: Mandelmus, Haselnussmus, Erdnussbutter oder -mus, Cashewmus und Sesammus. Als Tahina wird Sesammus auch in Orient-Lebensmittelgeschäften angeboten.

K↓P↓ In kleinen Mengen sind Pflanzenfettaufstriche auch für Sie geeignet!

Gemüse und selbst hergestellte Gemüsecremes

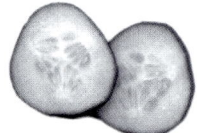

E↓F↓S↓ Gurke, Gemüsepaprika, Frühlingszwiebeln, Kresse, Radieschen, Tomaten und andere Gemüsesorten sind, egal ob roh oder zu Pasten bzw. Cremes verarbeitet, eine vitaminreiche Abwechslung – ganz im Sinne der „5 am Tag"-Regel.

K↓ In reichlich Wasser gekochtes Gemüse (s. S. 60) oder *dünne* Gurkenscheiben, Frühlingszwiebeln und eingelegtes Gemüse (Essiggurken, Paprika usw.) sind auch für Sie „drin".

K↓ Ein raffinierter Brotaufstrich ist Auberginencreme (s. S. 167), ebenfalls sehr lecker schmecken warme, frisch gebratene Auberginenscheiben auf dem Brot. Die Auberginen sollten Sie jedoch 15 Minuten vor der Zubereitung salzen und die austretende Flüssigkeit verwerfen.

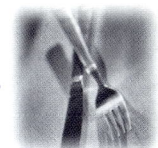

Gewürzte Butter oder Würzpasten

E↓**S**↓**P**↓ Sie können aus Butter, Halbfettbutter oder Diätmargarine eine Kräuterbutter bzw. Kräutermargarine selbst zubereiten, indem Sie Paprikapulver oder -mark, Tomatenmark, frische Kräuter, Knoblauch und ein wenig Curry darunter mischen. Diese Butter oder Margarine können Sie portionsweise einfrieren oder gleich genießen.

K↓ Sie können die Butter oder Margarine aber auch mit fein gehackten Salbeiblättern oder mit Curry, Meerrettich und Senf vermischen.

Manche mögen lieber Würzpasten wie Senf, Meerrettich-Zubereitung, Sardellenpaste, Lachs- und Krabbencreme oder auch Paprikamark auf dem Butterbrot.

Italienische Würzpasten wie Pesto-Zubereitungen (s. S. 169) werden in italienischen Feinkostläden, aber auch schon in Lebensmittel-Discountern angeboten.

Interessante französische Würzpasten wie „Tapenade" aus Oliven, „Caviar d'Aubergine" aus Auberginen und „Harissa" aus einer Gemüsemischung finden Sie in französischen Weinhandlungen, aber auch in gut sortierten Lebensmittelmärkten.

Warme Mahlzeiten

F↓ Zum Fettsparen beim Kochen und Braten schütten Sie Ihr Öl möglichst nicht direkt aus der Flasche, sondern messen Sie Öl, aber auch Schmalz und Butter am besten mit einem Löffel ab:

1 Esslöffel Öl = 10 g, 1 Teelöffel = 5 g

F↓ In teflonbeschichteten Pfannen gelingt das Anbraten mit äußerst wenig Fett. Gute Bratergebnisse erzielen Sie, wenn Sie die Pfannen dünn mit Öl bepinseln oder ein Ölspray verwenden.

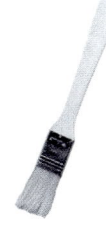

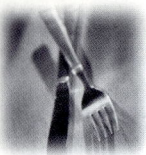

Kartoffeln

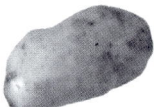

E↓F↓ Kartoffeln enthalten wenig Eiweiß und Energie, aber in der üblichen Verzehrsmenge viel Kalium, das jedoch durch entsprechende Behandlung zum Teil entfernt werden kann (s. S. 60).

K↓ Wer konsequent Kalium sparen möchte, sollte öfter Kartoffelspeisen gegen Getreidegerichte und -beilagen eintauschen. Er kann sich dafür dann mehr Gemüse und Obst leisten.

Besonders gut eignen sich kaliumarm vorbereitete Kartoffeln (s. S. 60) für Bratkartoffeln, Kartoffelgemüse, Bechamelkartoffeln, Kartoffelsalat oder Püree.

D Machen Sie sich keine Sorgen über die Kohlenhydrate (Stärke) in den Kartoffeln: Nach einem halben Pfund Kartoffeln (= 3 BE) steigt der Blutzucker in den nächsten drei Stunden maximal um 100 mg/dl an und fällt danach wieder ab.

Pell- und Dampfkartoffeln

S↓K↓ Egal, ob kaliumarm oder normal gegart – statt mit Salz bestreuen Sie Ihre Kartoffeln mit in wenig Öl gedünsteten Zwiebelwürfeln, gehacktem Schnittlauch oder Kräutern.

Sehr lecker sind auch Pellkartoffeln mit Kräuter-Crème fraîche oder (wie im Spreewald gebräuchlich) mit Leinöl oder auch mit verschiedenen Soßen (Rezepte ab S. 160).

Kartoffelkonserven im Glas

K↓ Diese Kartoffelkonserven enthalten herstellungsbedingt etwas weniger Kalium als Pellkartoffeln, sofern die Aufgussflüssigkeit verworfen wird.

Kartoffelpüree

E↓P↓ Ersetzen Sie die Milch durch ein Sahne-Wasser-Gemisch (s. S. 65). Durch Zugabe von Kräutern kann das Püree auch zu Kräuterpüree abgewandelt werden.

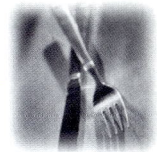

K↓ Verzichten Sie auf die Instant-Püree-Packungen und bereiten Sie das Püree aus kaliumsparend zubereiteten Kartoffeln (s. S. 60).

Eine fruchtige Note erhält das Kartoffelpüree mit etwas abgeriebener Zitronenschale.

Kartoffelknödel oder -klöße

E↓**F**↓ Kartoffel-Knödelmasse ist vielseitig einsetzbar – z. B. für Österreichische Marillenknödel, das sind Kartoffelknödel mit Aprikosenfüllung. Diese werden mit in heißer Butter angerösteten Semmelbröseln und Vanillesoße oder Marillenkompott verzehrt.

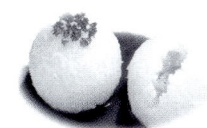

Sie können die Knödelmasse aber auch mit Maiskörnern, Zucchini- oder Möhrenraspeln vermengen, zu Gemüse-Burgern formen, ausbraten und dazu eine Basilikumcreme aus Crème fraîche, Basilikum, Zitronensaft, Pfeffer und etwas Salz reichen.

K↓ Bei der industriellen Herstellung von Kartoffelknödelmasse wird im Verhältnis zu Pellkartoffeln bis zu 30% Kalium ausgewaschen.

F↓**P**↓ Der Eigelbanteil ist bei industriell hergestellten Knödelmassen niedrig.

D 100 g Kartoffelteig = 2 BE, 2 Knödel (ca. 200 g) = 4 BE

Schupf-, Finger- oder Kartoffelnudeln

E↓**F**↓**P**↓ Schupfnudeln werden gerne mit Sauerkraut, aber auch süß mit Apfelmus und Zimt-Zucker gegessen.

K↓ Industriell gefertigte Schupfnudeln haben herstellungsbedingt einen bis zu 30% niedrigeren Kaliumgehalt.

F↓**P**↓ Ihr Eigelbanteil ist wie bei der Knödelmasse mäßig.

D 4–5 Schupfnudeln = 1 BE

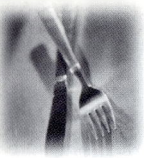

Gnocchi oder italienische Kartoffelklößchen

E↓**F**↓**P**↓ Gnocchi sind italienische Kartoffelklößchen. Sie werden verwendet als Suppeneinlage (mit Gemüse wie Sellerie, Poree, Möhren, Zucchini, Erbsen, Tomate), als Beilage zu Blattspinat mit heller Rahmsoße, zur klassischen italienischen Tomatensoße oder auch im Gnocchi-Gemüse-Auflauf. Gnocchi schmecken auch in heißer Mohn-Butter-Zucker-Mischung sehr lecker oder als süßer Gnocchi-Sahne-Ei-Kirsch-Auflauf.

K↓ Industriell hergestellte „Gnocchhi *con* patata" haben einen Kartoffelanteil von nur 50% und sind damit kaliumärmer als „Gnocchi *di* patata", deren Kartoffelanteil zwischen 70 und 90% liegt. Ihr Weg von der rohen Kartoffel bis zum Halbfertigprodukt unterscheidet sich kaum von dem der Kartoffelknödelmasse und ist damit auch in der Zusammensetzung vergleichbar.

Reibekuchen und Rösti

Industriell gefertigte Bratkartoffeln, Reibekuchen und Rösti haben im Vergleich zu anderen industriell gefertigten Kartoffelprodukten immer noch einen hohen Kaliumgehalt!

E↓**F**↓**P**↓ Reibekuchen können zu pikanten Möhren-Zucchini-Kartoffel-Reibekuchen oder auch zu Kartoffel-Sauerkraut-Reibekuchen abgewandelt werden. Häufig sind industriell hergestellte Reibekuchen- und Rösti-Teige ohne Eigelb zubereitet.

K↓ Achtung: Als Halbfertigprodukt oder Fertigprodukt haben Reibekuchen, Rösti und Bratkartoffeln in der Herstellung wenig Kalium verloren, da sie nur angegart wurden.

Nudeln und Spätzle

E↓**F**↓**K**↓**P**↓ Erfinden Sie raffinierte Varianten aus Nudeln und Spätzle wie zum Beispiel Gemüsenudeln, Schinkennudeln oder Spätzle mit Jägersoße.

D 5 gehäufte EL Nudeln (= 2 BE) erhöhen den Blutzuckerspiegel um max. 75 mg/dl.

> Achtung: Eierspätzle enthalten doppelt so viel Eigelb wie alle anderen Beilagen und Teigwaren und damit auch entsprechend mehr Eiweiß, Cholesterin und Phosphat!

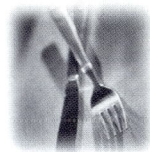

Tortellini und Tortelloni

E↓F↓K↓P↓ Die kleinen Teigtaschen, Tortellini genannt, sind vom Nährwert vergleichbar mit den größeren Tortelloni. Halbfeuchtprodukte haben einen Fleischanteil von ca. 20%, käsegefüllte Tortellinis einen Ricotta-Frischkäse-Anteil von ebenfalls 20%; Trockenprodukte enthalten weniger Fleisch bzw. Käse.

Klöße oder Knödel

Semmelknödel

E↓F↓K↓P↓ Knödel werden aus Semmeln, Ei und Mehl hergestellt und können geröstetet, aber auch mit verschiedenen Zutaten abgewandelt werden, z. B. zu Spinat-, Brezel- und Leberknödel; auch in Rahmsoße mit Pfifferlingen oder in Speck-Sahne-Soße (sächsische Knödel) schmecken sie lecker.

D 1 tennisballgroßer Knödel = 3 BE erhöht den Blutzucker in den nächsten drei Stunden maximal um 100 mg/dl.

Böhmische Knödel, Dampfnudeln, Germknödel oder Hefeklöße

E↓F↓K↓P↓ Industriell werden sie auf der Grundlage von Hefeteig, meist unter Zugabe von kleinen Mengen Backpulver hergestellt. Bei der Eigenherstellung können Sie auf Backpulver verzichten!

1 Germknödel (330 g) = 8–12 BE
1 Dampfnudel (110 g) = 4 BE

D 25 g = 1 BE

Backofenteige

Pizza

E↓F↓P↓ Bei Tiefkühlpizza beachten Sie bitte die Nährwertinformation und die Zutatenliste auf der Packung. Im Zweifelsfall sind eine einfache Pizza Margherita, Vegetale oder eine sonstige Gemüsepizza am günstigsten. Zu Hause können Sie eine solche Pizza anreichern mit einer Zusatzportion Zwiebeln, Pilzen, Paprika, Tomaten, Artischockenherzen, Tiefkühl-Blattspinat

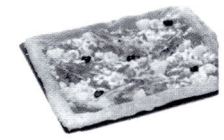

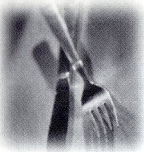

oder Ananas. Würzen Sie mit Knoblauch, frischen Kräutern wie Basilikum und Oregano, frisch gemahlenem Pfeffer oder auch Pesto nach.

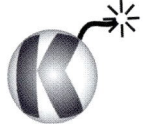

K↓ Achtung: Tomatensoße und Gemüsebelag machen die Pizza zu einer Kaliumbombe! Kalium können Sie sparen, wenn Sie nur den Boden kaufen bzw. die Pizza selbst zubereiten und sie dann nur mit wenig Tomaten, -soße, Pilzen und Spinat belegen, oder wenn Sie kaliumarme Gemüse bzw. -konserven verwenden wie Auberginen, Zucchini und Paprika.

D 300 g Tiefkühlpizza = 6 BE

Strudel- und Blätterteige

E↓**S**↓**K**↓**P**↓ Diese Teige sind ideal für eine eiweiß-, kalium- und phosphatsparende Küche. Strudelteig eignet sich außer für Fruchtfüllungen auch für Gemüse- oder Krautstrudel. Blätterteig ist deutlich fetter und nicht jedermanns Geschmack, aber auch er lässt sich vielseitig verarbeiten, z. B. zu Kleingebäck, als Boden für Gemüsekuchen usw. – lassen Sie sich von den Zubereitungsbeispielen der Hersteller inspirieren.

Auch ungesüßter Hefe- oder Mürbeteig lässt sich zu Gemüse- oder Zwiebelkuchen verarbeiten.

D 25 g Strudelteig bzw. 38 g Blätterteig = 1 BE

Brätlinge

E↓**F**↓ Brätlinge können aus allen Getreidesorten unter Zugabe von wenig Ei zur Bindung, und mit und ohne Gemüse zubereitet werden.

Sojaerzeugnisse sind meist eiweißreich.

E↓**P**↓ Wenn Sie wegen des Eiweißgehaltes von Fleischbeilagen auf so genannte vegetarische Burger oder Bällchen umsteigen möchten, sollten sie vorher kritisch die Nährwertinformation studieren (falls diese nicht auf der Packung angegeben ist, hilft Ihnen die Zutatenliste). Tauchen weit vorne in dieser Liste so genanntes Sojafleisch, Sojamehl und ähnliche Sojaprodukte oder Käse auf, verzichten Sie lieber auf diese Ware. Sie ist so eiweißreich, dass Sie sich dann auch ein fleischhaltiges Gericht leisten könnten.

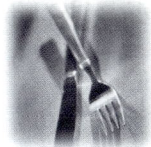

Tofu

E↓F↓S↓K↓P↓ Tofu ist das Quarkerzeugnis von Sojamilch. Im Verhältnis zu Sojamehl und Sojafleisch ist Tofu eiweiß-, phosphat- und kaliumärmer – etwa vergleichbar mit Schinkenwurstaufschnitt.

Reis

E↓F↓K↓P↓ Wenn Sie Reis mögen, kochen Sie ihn doch einfach in doppelter Menge und verwenden Sie die 2. Portion für Suppeneinlage oder Gemüsesalat. Besonders geschmacksintensiv sind Basmati- und Jasminreis.

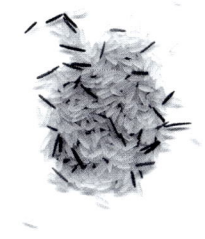

Reis kann als Kochreis oder als Risotto vielfältig zubereitet werden, z. B. als Spargel-, Fenchel-, Tomaten-, Rucola-, Radicchio-, Zucchini- und Artischockenrisotto.

K↓P↓ Wählen Sie geschälten Reis oder, noch besser, parboiled Reis und lassen Sie den Naturreis links liegen, da sich bei ihm eine geballte Ladung Kalium und Phosphat in der Schale befindet.

D 2 EL gekochter Reis = 1 BE

Weitere interessante Beilagen

E↓F↓K↓P↓ Polenta ist geformter, pikant abgeschmeckter und in Scheiben geschnittener Maisbrei, der in Italien oder Spanien als Beilage gereicht wird. Er kann gut auf Vorrat zubereitet und zur Wiedererwärmung angebraten werden. Die Zubereitungsanleitung ist meist auf der Verkaufspackung beschrieben.

E↓F↓K↓P↓ Bulgur und Couscous sind gekochte und pikant abgeschmeckte Weizengrützen, die im Orient bzw. Nordafrika verbreitet sind. Meist steht die Zubereitungsanleitung auf der Verkaufspackung.

Achtung: Getreide enthält viel Kalium und Phosphat!

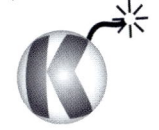

E↓F↓ Hirse kann wie Reis als „Hirsotto" verarbeitet werden, entspricht allerdings dem Phosphat- und Kaliumgehalt von Vollkornreis.

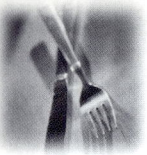

E↓F↓S↓ Grünkern ist die leckere Alternative zu Reis, ist geschmacksintensiver und kann wie Reis zubereitet werden. Als Vollkorngetreide ist er allerdings kalium- und phosphatreich.

E↓F↓ Amarant und Quinoa sind mittelamerikanische Getreidearten, die in Naturkost-, Reformhaus- und Eine-Welt-Läden erhältlich sind. Sie werden ähnlich wie Hirse zubereitet zu Suppen, Beilagen oder auch zu Brätlingen. Als Vollkorngetreide sind sie allerdings ebenfalls kalium- und phosphatreich.

D 2 EL gekochtes Getreide = 1 BE

Gemüse, Gemüsesalate und Pilze

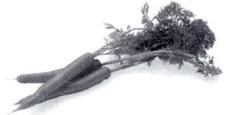

K↓ Um Kalium einzusparen entfernen Sie das Auftau- und Kochwasser und gießen Sie bei Konservengemüse die Flüssigkeit weg. Mischen Sie das Gemüse mit gegarten Nudeln oder Reis.

E↓F↓K↓P↓ Aus abgekühlten Gemüseresten lassen sich mit Nudeln, Glasnudeln oder Reis interessante Salate zum Abendbrot kreieren.

E↓ Tiefkühlgemüse oder TK-Gemüsemischungen, knapp angegart und danach in Essig-Öl-Soße mariniert, eignen sich hervorragend als kalte Vorspeise oder auch abends als Beilage zum Brot.

K↓P↓ Ersetzen Sie Ihre gewohnten Speisepilze durch Shiitake-Pilze, die es in vielen Naturkost- und Asien-Läden sowie im Versandhandel frisch zu kaufen gibt. Sie sind als einzige Pilzsorte kaliumarm. In Butter oder Öl angebraten, mit Sojasoße und Pfeffer gewürzt, schmecken sie besonders gut zu Reis oder Blattsalaten.

D Den Kohlenhydratgehalt von Gemüse und -erzeugnissen (z. B. Apfel-Rotkohl) können Sie getrost vernachlässigen; nur Maiskörner erhöhen den Blutzuckerspiegel, etwa vergleichbar mit der BZ-Erhöhung durch eine entsprechende Kartoffelmenge.

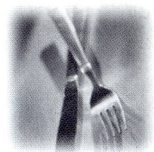

Aufläufe

E↓**F**↓**K**↓**P**↓ Überbacken Sie Nudel- und Gemüseaufläufe nicht mit Käseraspeln aus z. B. Gouda, sondern bestreuen sie sie sparsam mit aromatischem, frisch geriebenem Parmesankäse. Sie brauchen viel weniger davon, weil Parmesankäse intensiver schmeckt. Sesamsaat, Semmelbrösel oder Paniermehl ergänzen die Röstkruste.

F↓ Pflanzliche Verfeinerungscreme wie z. B. Vega legere® von Dr. Oetker enthält nur 15% Fett und schmeckt wie Sahnequark. Außerdem ist sie hitzestabil, d. h. sie gerinnt nicht und flockt nicht aus.

Salate und Salatsoßen

F↓**S**↓ Bei Salatsoßen gibt es schier unbegrenzte Möglichkeiten, richtig Salz oder Fett zu sparen – und auch „schlanke" Soßen schmecken gut. Experimentieren Sie dabei z. B. mit folgenden Zutaten: Kräuter, Gewürze, Knoblauch, Senf oder gemahlene Senfsaat, Zwiebel- und Tomatenwürfeln oder Tomatenmark usw.

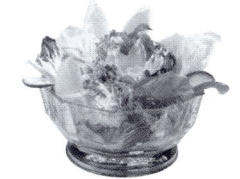

Besonders geschmacksintensive Salate sind nussig schmeckender Rucola, angerichtet z. B. mit fein gehobeltem Parmesan, und leicht bitter schmeckender Eichblattsalat sowie Chicorée, die sich beide mit Jogurtdressing und Orangen- bzw. Mandarinenstückchen verfeinern lassen.

Fertig gekaufte Salatdressings enthalten oft sehr viel mehr Fett als die selbst zubereiteten.

Tipp zum Fett sparen: Ölspray!

K↓ Um Kalium zu sparen können Sie statt einem Gemüsegericht einen Blattsalat essen, z. B. Chicoree, Eisbergsalat, Kopfsalat, Chinakohl (besonders kaliumarm!) und Zuckerhut.

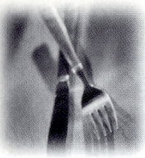

Desserts

E↓**K**↓**P**↓ Für Puddingspeisen verwenden Sie anstelle von Milch ein Sahne-Wasser-Gemisch (1:3) (s. S. 65). Anstelle von Jogurt und Quark mit Obst können Sie auch das Obst mit Sauerrahm oder einfach steifer Sahne essen, ergänzt mit einem Löffelbiskuit.

E↓**F**↓**P**↓ Kokosmilch (= gepresstes Kokosmark) enthält 15–18% Fett und ist in asiatischen Geschäften erhältlich. Man kann sie wie Sahne mit Wasser verdünnen (s. S. 65) und für süße Reisspeisen, aber auch für pikante Reiszubereitungen verwenden.

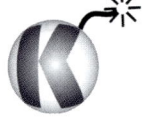

Achtung: Kokosmilch ist kaliumreich!

E↓**P**↓ Fertigdesserts aus Jogurt, Quark oder Puddingcreme können Sie eiweißsparend strecken, indem Sie noch zusätzlich Obst (frisch, Tiefkühl oder Kompott) und/oder Schlagsahne (z. B. Sprühsahne) unterheben.

Tiefkühlobst

E↓**S**↓**K**↓**P**↓ Tiefkühlobst lässt sich in eine süße Frucht-Reis-Sahne-Speise (zum Beispiel Reis Trautmannsdorf) verwandeln; bitte vorher das Auftauwasser entfernen.

E↓**F**↓**P**↓ Wählen Sie öfter Obstsalat, Sorbets, Rote Grütze oder Gelees aus frischen Früchten – sie sind fast eiweißfrei. Probieren Sie doch auch mal exotische Früchte aus!

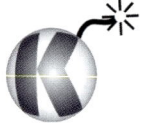

Achtung: Früchte sind kaliumreich!

K↓ Für die Kaliumsparer eignet sich Kompottobst ohne Abtropfwasser, das mit Sirup und Sahne ergänzt wird (z. B. Eierlikörsprühsahne).

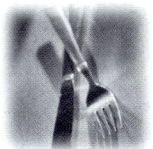

Suppen, Brühen und Soßen

E↓**P**↓ Genießen Sie schmackhafte Gemüse-, Rinder-, Kalbs-, Geflügel- oder Fischbrühe aus Dosen oder Pasten (z. B. Lacroix®). Der Vorteil dieser Brühen: Echter Fleisch- bzw. Fischgeschmack ohne eiweißreiche Fisch- und Fleischeinlagen in der Brühe – richtig eiweißsparend!

Rezepte für eiweißsparende Zubereitung von Brühen finden Sie ab S. 158.

> Je nach Zubereitung sind Brühen jedoch kaliumreich und die Fleisch/Fischbrühen zusätzlich purinreich!

S↓ Wenn Sie Gemüse- und Knochenbrühen selbst zubereiten, können Sie Salz sparen.

K↓ Verzichten Sie auf Gemüse- und Knochenbrühe; setzen Sie aus Wasser, einem Lorbeerblatt, Wacholderbeeren, Nelke, Pimentkorn, Pfeffer, Knoblauch und wenig Zwiebeln eine Brühe an. Brühwürfel mit sehr wenig Kalium und Phosphat sind z. B. die Kräuterlinge „Kräuter der Provence"® der Fa. Knorr.

Einkauf-Tipps

Bereits beim Einkauf können Sie wichtige Entscheidungen für eine richtige Ernährung treffen, wenn Sie sich genau ansehen, was Sie in Ihren Einkaufskorb legen.

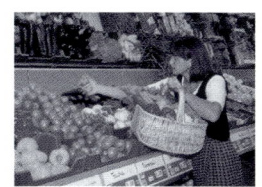

Die Zutatenliste – (k)ein Geheimnis!

Lesen Sie die Packungsaufschrift und vor allem die Zutatenliste genau! Je weiter vorne eine Zutat steht, desto mehr ist davon enthalten:

E↓ An welcher Stelle steht Fleisch, Fisch, Wurst, Milch, Milcheiweiß, Milchpulver, Ei oder Soja?

F↓ An welcher Stelle steht Speck, „gehärtetes Pflanzenöl", Butter, tierisches Fett, Öl?

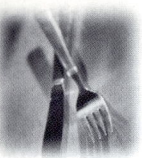

S↓ An welcher Stelle steht Speisesalz, Nitritpökelsalz, Jodsalz, Natriumchlorid, Geschmacksverstärker, Glutamat und Natrium-Glutamat?

K↓ An welcher Stelle steht Kochsalzersatz, Kaliumchlorid, Extrakt, Saftextrakt?

P↓ Tauchen die E-Nummern 338–341 bzw. 450–452 auf oder Begriffe wie Phosphat, Lecithine, Sojalecithine?

Quantitative Inhaltsstoffangabe (QUID)

QUID ist das Kürzel für die neue gesetzliche Vorschrift, die besagt, dass der wertbestimmende Anteil eines Halbfertig- oder Fertigproduktes prozentual angegeben werden muss:

- Eierspätzle z. B. … % Eieranteil
- Gnocchi   z. B. … % Kartoffelanteil
- Ravioli   z. B. … % Fleischbrätanteil

Bei anderen Fertigprodukten ohne speziell hervorzuhebende wertbestimmende Anteile entfällt die QUID-Angabe, z. B. bei Böhmischen Knödeln.

Nährwertangaben

Auf den meisten Verpackungen finden Sie Nährwertanalysen, denen Sie entnehmen können, wie viel Eiweiß, Fett, Kohlenhydrate in diesem Erzeugnis enthalten sind.

Achtung: Diese Angaben beziehen sich in der Regel auf 100 g des gekauften, noch nicht zubereiteten Lebensmittels – Sie müssen also erst auf Verzehrsmenge, Portionsgröße oder fertig zubereitete Speise umrechnen!

Wenn 100 g eines Nahrungsmittels 18 g Kohlenhydrate enthalten, entspricht das einem BE-Gehalt von 1,5.

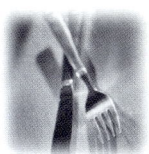

Lebensmitteltabellen

Tabellen mit den gängigsten Lebensmitteln und deren Gehalt an Eiweiß, Fett und Kohlenhydraten finden Sie in großer Auswahl im Buchhandel. Suchen Sie eine Tabelle mit weiteren Inhaltsstoffen wie zum Beispiel Natrium, Kalium, Kalzium und Phosphat, finden Sie z. B. in der großen GU-Nährwerttabelle® oder Heseker®-Nährwerttabelle Informationen über alle wichtigen Inhaltstoffe unserer Lebensmittel und weitere Sondertabellen.

Ernährungssoftware

Die Software „Ernährung aktuell" der Deutschen Gesellschaft für Ernährung (s. S. 189) enthält über 12 000 Lebensmittel und 40 verschiedene Inhaltsstoffe, z. B. Vitamine, Mineralstoffe wie Natrium, Kalium, Phosphat, Kalzium, aber auch Omega-3- und -6-Fettsäuren und viele mehr. Sie eignet sich ideal, um Ihr Tagesmenü schnell und genau auf dem PC zu berechnen. Darüber hinaus bietet sie eine Fülle exakt berechneter Rezepte.

Einkaufskorb

Ein Einkaufsplan erleichtert die Ernährungsumstellung. Machen Sie sich bewusst, was Sie als Nächstes in Ihrer Ernährung ändern wollen. Viele Lebensmittel kauft man immer wieder aus Gewohnheit. Schauen Sie sich im Lebensmittelangebot sorgfältig um und wagen Sie Neues.

Kochbücher

Sparen Sie sich erst einmal den Kauf neuer Kochbücher und durchforsten Sie den (in den meisten Haushalten üppigen) Bestand an Kochbüchern auf geeignete Rezepte und Anregungen. Mithilfe von „Post-it-Klebezetteln" können Sie diese Stellen markieren und später schnell wieder finden.

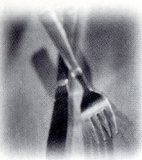

Falls Sie zufällig auch noch ein Trennkost-Kochbuch (nach Hay'-scher Trennkost benannt) besitzen sollten, können Sie auch dort bei den Nicht-Eiweiß-Rezepten fündig werden.

Kantinen-Tipps

Auch bei Diabetes – keine Scheu vor kohlen-hydratreichen Beilagen

Kohlenhydratreiche Beilagen wie Kartoffeln, Nudeln, Spätzle, Reis, Knödel und Gemüse sollten mindestens $3/4$ des Tellers bedecken. Brot ergänzt eine Suppe oder einen Salatteller.

E↓ Wenn einmal keine der folgenden Kantinenspeisen so richtig passt, gibt es vielleicht ein großes Salatbüffett, an dem Sie sich reichhaltig bedienen und sich eine Sättigungsbeilage in Form von Brot oder anderen Beilagen holen können.

Beilagen und Gemüse

K↓ Ersetzen Sie Bratkartoffeln, Bauernpfanne, Pommes frites, Pellkartoffeln, Reibekuchen oder Dampfkartoffeln öfter durch Teigwaren, Reis oder Brötchen.

E↓**F**↓**P**↓ Lassen Sie sich eine weitere Portion Gemüse und/oder Beilage anstelle von Fleisch oder Fisch geben.

Viel Soße – wenig Fleisch

E↓**F**↓**P**↓ Bei Gulasch kann man sich einen größeren Anteil Soße schöpfen lassen. Bei getrennter Ausgabe von Fleisch, z. B. bei Bratenstücken, können Sie eine ähnliche Entscheidung treffen und sich nur die Fleischsoße geben lassen. Oder genießen Sie intensiv ein kleines Stück Fleisch.

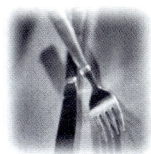

Eintopfgerichte

E↓ F↓ P↓ Begrenzen Sie die Wurst- und Fleischeinlage und lassen Sie sich mehr Brühe geben.

E↓ F↓ Genießen Sie Kartoffel-, Reis- oder Nudeleintöpfe und essen Sie anstelle der Fleischeinlage noch ein Stück Brot oder ein Brötchen dazu.

E↓ P↓ Meiden Sie Eintöpfe aus Hülsenfrüchten wie z. B. Linsen- und Erbsensuppe oder Westfälische Bohnensuppe: Das Eiweiß der Hülsenfrüchte liefert Ihnen 1. zu viel Eiweiß, jedoch 2. kein hochwertiges, weil es vom Körper ohne größere Fleischergänzung nur unzureichend in körpereigenes Eiweiß umgewandelt werden kann.

K↓ P↓ Wenn sich der Kartoffel- oder Linseneintopf nicht umgehen lässt, lassen Sie sich nur die halbe Portion geben und gleichen Sie durch Brot oder Brötchen aus.

Süße Hauptspeisen

E↓ S↓ P↓ Reibekuchen mit Apfelmus, Apfelstrudel mit Vanillesoße oder Dampfnudeln/Germknödel mit Fruchtsoße sind wahre Eiweiß- und Kochsalzsparer.

Diabetiker bitte BE anrechnen!

E↓ F↓ S↓ K↓ P↓ Eierpfannkuchen mit Füllung, Dampfnudeln, Germknödel mit Vanillesoße, Reisbrei mit Kompott, Kaiserschmarrn mit Kompott, Grieß- und Reisauflauf sind gemäßigte Eiweißsparer – aber weiterhin große Kochsalzsparer.

Regionale Speisen

E↓ F↓ P↓ Im süddeutschen Raum können Sie mit der Wahl von Schupfnudeln mit Kraut, Semmelknödel mit Pilzsoße oder Maultaschen mit Kartoffelsalat Eiweiß sparen.

In norddeutschen Kantinen können Sie dies erreichen mit der Wahl von Kartoffel- oder Gemüsesuppen, Gemüsepfannen, und bei Bratkartoffeln, wenn Sie sich auf 1 Spiegelei bzw. 1 kleine Portion beschränken.

K↓ Wählen Sie Nudel- oder Reisbeilage.

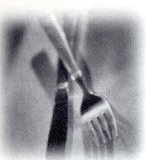

Desserts

E↓ **P**↓ Meiden Sie Milchspeisen, z. B. Pudding, oder Sauermilch-speisen, z. B. Fruchtjogurt, aber vor allem Quarkspeisen, wenn Sie an diesem Tag schon einmal Käse, Wurst, Fleisch oder Fisch gegessen haben oder noch zu verzehren gedenken. Bitten Sie stattdessen um Obstkompott oder Frischobst.

Restaurant-Tipps

Essen Sie sich satt mit Kohlenhydraten und sparen Sie bei Eiweiß und Fett – das gilt auch für Diabetiker!

In Gastronomieeinrichtungen, die der „Gütegemeinschaft Voll-kost- und Diätverpflegung" angehören, bieten diätetisch geschulte Köche Kost an, die Ihren Anforderungen entspricht.

Suppen

Warum nicht mal eine Suppe als Hauptspeise?

E↓ Mit Suppen können Sie idealerweise Eiweiß und Kalorien sparen. Auf vielen Speisekarten stehen Klassiker wie Mines-trone, Tomatensuppe, Gemüsesuppe, Nudelsuppe, Zwiebelsuppe oder andere gebundene oder klare Suppen.

Hauptgericht

E↓ Lassen Sie sich, wie unter „Kantinen-Tipps" erwähnt, anstelle einer Fleischportion mit Soße nur die Soße servieren und handeln Sie dafür eine weitere Beilage aus. Oft wird Ihnen dieser Service ohne Mehrpreis geboten.

Alternativ: Eine Kinder- oder Seniorenportion Schnitzel, Schweinebraten oder Fisch können Sie in den meisten Restau-rants bestellen. Oder wählen Sie eine „Delikatesse", die als sol-

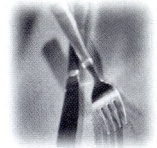

ches schon einen geringeren Fleisch- oder Fischanteil hat, z. B. Gerichte mit Kalbsfilet, teurem Fisch, Austern, Hummer usw.

Wenn es Ihnen schwer fällt, Änderungswünsche zu äußern – fassen Sie sich ein Herz und nennen Sie der Bedienung trotzdem, was Sie anders haben möchten. Drücken Sie Ihren Wunsch konkret aus. Der Kellner wird mit dem Küchenchef Rücksprache halten und Ihnen Vorschläge unterbreiten. Sie können natürlich auch gleich auf fleischlose Alternativen ausweichen, z. B.:

In Restaurants herrscht meist eine hohe Bereitschaft, auf die Wünsche des Gastes einzugehen – Voraussetzung ist natürlich, dass er diese auch ausdrückt …

K↓ Eine kleine Gemüseplatte ohne Gemüseflüssigkeit, dafür mit brauner Butter und Zwiebelringen. Oder Salatplatten mit grünem Salat, Salat aus Sauerkraut oder Weißkohl, mit gekochtem Spargel, grünem Paprika, Zucchini, Zwiebeln oder sauer eingelegtem Gemüse, und Dosengemüse wie z. B. Mais.

Desserts

E↓ Ideal: Fruchtsalat mit Sahne oder Früchteteller sowie Sorbets und Eisdesserts. Auf Tiramisu oder Bayrische Creme sollten Sie wegen ihres Eier- und Fettgehaltes lieber verzichten.

K↓**P**↓ Ananasscheiben (Kompottobst) mit Sahne und Eis und Waffelgebäck kann Ihnen fast überall serviert werden.

E↓**K**↓**P**↓ Panna cotta bezeichnet ein italienisches Dessert aus gekochter Sahne, Zucker und Gelatine.

Grillparty oder Einladung zum „Spanferkelessen"

E↓ Genießen Sie diese Schlemmerei – wenn Sie nicht darauf verzichten möchten! Um das Eiweißüberangebot auszugleichen, verzichten Sie an solchen Tagen und am nächsten Tag zu Hause auf Fleisch und Käse und essen dafür eiweißarmes Brot sowie Teigwaren. Bezugsadressen für eiweißarmes Brot und Teigwaren finden Sie ab Seite 188.

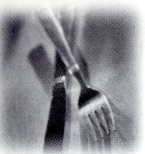

Italienische Küche

Antipasti

E↓ S↓ K↓ P↓ Beim Italiener gibt es oft für den ersten Hunger Fladenbrot mit gewürztem Olivenöl und Kräutern. Bruschette ist Brot mit eingelegten Tomaten – also nichts für Kaliumsparer.

E↓ S↓ K↓ P↓ Anti pasti heißt „was vor der Pasta kommt": Gemüse gebraten, frittiert, in Teig gebacken, mariniert, auf Brotscheiben serviert oder als warme oder kalte Salatspeise, meist mit Oliven. Antipasti sind zwar ölreich, aber eiweißarm – vorausgesetzt, Sie bestellen Sie ohne bzw. mit wenig Salami, Schinken, Käse oder Carpaccio.

Pasta

E↓ F↓ S↓ K↓ P↓ Fettarm zubereitete Pasta, Risotto oder Gnocchi sind ideal für Ihre Gesundheitsziele.

F↓ Rote Soßen machen Pasta fettärmer als weiße. Ziehen Sie Napoli, al Pomodoro und Arrabiata einer Gorgonzola quattro Formaggio (geschmolzener Käse mit Sahne) oder einer Panna e prosciutto (Schinken-Sahne-Soße) vor.

K↓ Bestellen Sie Pastazubereitung in Pestosoße (Olivenöl, Kräuter, gemahlene Pinienkerne) oder in weißer Sahnesoße.

Pizza

E↓ F↓ Bestellen Sie Ihre Pizza mit halbem Käse- und Salamibelag, aber dafür der doppelten Menge frischen Tomaten als Belag!

Vegetarisch sind Pizza vegetale, melanzane oder spinacci. Eine solche Gemüsepizza ist ballaststoffreich und spart Eiweiß.

K↓ Bitten Sie um die halbe Tomatenmenge und -soße und wählen Sie den Belag aus (Dosen-)Champignons, Zucchini, Auberginen und Artischockenherzen (Dose).

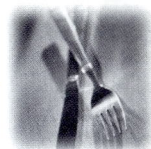

Griechische Küche

E↓S↓K↓P↓ Geeignet sind gemischte Vorspeisenteller aus gebratenen Auberginen, Zucchini, Riesenbohnen, Auberginencreme, Florini und Tarama.

E↓ Griechischer Bauernsalat kann ohne Schafskäse bestellt werden; **K↓** Auf Tomaten verzichten!

E↓ Musaka, ein griechischer Kartoffel-Auberginen-Hackfleisch-Auflauf, kann ohne Käsekruste bestellt werden. **K↓** Kartoffelmenge begrenzen!

E↓ Auberginensalat gibt es aus pürierten oder geschnittenen Auberginen mit Öl, Essig und Knoblauch (s. S. 167). **K↓** Menge begrenzen!

E↓ Florini sind eingelegte Paprikaschoten, manchmal mit Reis, Hackfleisch oder Schafskäse gefüllt.

E↓K↓P↓ Tarama ist Fischeiercreme. Durch die Verarbeitung des Fischrogens mit Olivenöl und Zitronensaft hält sich der Eiweiß-, Phosphat- und Kaliumgehalt in Grenzen.

E↓ Panierte Calamaris bestehen aus Tintenfischringen in Ausbackteig, dabei kann von 50% Tintenfischring-Anteil ausgegangen werden, was einem mittleren Eiweißgehalt entspricht. Souflaki sind angeschmorte Fleisch-Gemüse-Spieße: Bitte begrenzen Sie die Menge!

Asiatische Küche

E↓F↓P↓ Sie bietet Chop suey, ein Wok-Gericht aus Gemüse- und Fleisch- oder Fischstückchen mit Reisbeilage an. Zur Auswahl stehen auch fleischfreie oder -arme Chop suey.

E↓F↓K↓P↓ Das gleiche gilt für Bami Goreng, ein Nudelgericht mit Gemüse oder verschiedenen Fleischsorten.

E↓F↓ Exotische Gemüseplatten sind mit Reis oder Brot eiweiß- und fettsparende Delikatessen, allerdings nicht ganz kaliumarm!

K↓ Gemüse, das in asiatischen Restaurants gereicht wird, ist meist Konservengemüse. Bitten Sie darum, es ohne Aufgussflüs-

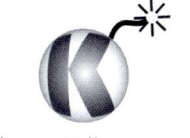

Achtung Kaliumsparer!

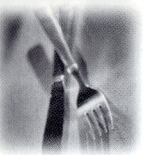

sigkeit serviert zu bekommen. Kaliumarme Shiitakepilze sind in asiatischen Restaurants gang und gäbe.

E↓F↓S↓P↓ Die indische Küche bietet ideale Speisen, da sie eher vegetarisch ausgerichtet ist.

Osteuropäische Küche

E↓F↓P↓ Bitten Sie den Kellner, die Fleisch- bzw. Wursteinlage zu reduzieren oder lassen sie diese auf dem Teller zurück.

Bigos bezeichnet ein Mischgericht aus Sauerkraut und Weißkraut mit verschiedenen kleingeschnittenen Fleisch- oder Wurstsorten, Speck und Gewürzen.

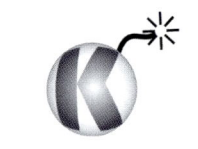

K↓P↓ Beschränken Sie Eintöpfe auf kleine Portionen und lassen Sie sich helles Brot dazu geben: Soljanka ist ein Gabeleintopf mit Kraut, Paprika, Essiggurken, wenig Kartoffeln,und andere Gemüse sowie Fleisch- oder Wursteinlage. Borschtsch ist Rote-Beete-Eintopf oder Rote-Beete-Brühe mit Kartoffeln, Gemüse, Fleisch- oder Wursteinlage

Achtung Kaliumsparer – Kartoffelmenge begrenzen!

E↓ Pirogi sind kleine Teigtaschen aus Kartoffelteig, die mit Sauerkraut, Pilzen oder Obst gefüllt sein können.

K↓ Russische Pirogi sind aus Nudelteig. Sie werden oft mit ausgelassenen Speckwürfeln pikant serviert.

E↓ Blumenkohl auf polnische Art bezeichnet gekochten, panierten und ausgebratenen Blumenkohl. Dazu werden meist Kartoffeln mit Soße gereicht.

K↓ Tauschen Sie die Kartoffeln gegen Reis, Nudeln oder Brot.

Fast-Food- und Imbiss-Tipps

Dem Trend folgend essen immer mehr Menschen unterwegs. Fast-Food-Ketten bieten hierfür vorgefertigte Standardprodukte, manche aber auch Speisen nach individuellen Wünschen an. Da die Anbieter ihre Angebotspalette ständig verändern, werden an dieser Stelle nur Beispiele genannt.

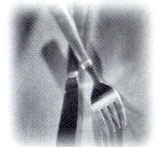

Auskunft über den Nährstoffgehalt von Fast-Food- und Imbiss-
gerichten finden Sie im Nachschlageheft „Von Currywurst bis
Gänsebraten" (s. S. 189).

Bei den international tätigen Fast-Food-Ketten finden Sie die
Nährwertinformationen meist in englischer Sprache im Internet, z. B. unter „Ingredients Nutritional Table".

McDonald's, Burger King, Pizzahut

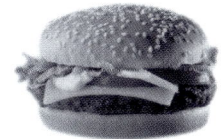

McDonald's veröffentlicht in der Broschüre „McDonald's &
Nährwert" Nährwertinformationen zu allen angebotenen Speisen und Getränken. Sie ist in allen Restaurants erhältlich sowie
im Internet unter www.mcdonalds.de abrufbar.

Bei **Burger King** sind die Burger groß und schwer und damit
auch fett- und eiweißreich. Bekannt ist der Whopper aus Sesam-
brötchen, 1–2 Fleischfrikadellen, gegrillt mit Salat, Tomaten,
Gurke, Zwiebeln, Ketchup, Mayonnaise, Käse oder Speck. Nährwertinformationen finden Sie im Internet unter www.burger-
king.co.uk.

E↓F↓S↓K↓P↓ Bei der Bestellung können Sie Art und Menge
Ihrer Zutaten selbst zusammenstellen.

E↓F↓ Miami-Wraps sind dünne Teigtaschen mit deftiger Füllung. Auswahl zwischen French-, Jogurt- oder dem fettärmeren
Kräuterdressing.

E↓S↓K↓P↓ Beim Dessert sind wie auch bei McDonald's Sun-
daes (Softeis) oder Apfeltaschen geeignet.

Pizzahut bietet Pizzas für den Verzehr im Restaurant, im Stra-
ßenfenster und liefert auch nach Hause. Unter www.pizzahut.
com sind detaillierte Nährwertinfos abrufbar.

E↓F↓P↓ Das Angebot im Pizzahut-Restaurant ist viel umfang-
reicher als im Straßenverkauf. Man kann zwischen 3 Pizzaböden
wählen und den Belag aus ganz verschiedenen „Toppings" selbst
zusammenstellen.

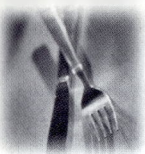

Asia-Imbiss

E↓**S**↓**K**↓**P**↓ Wählen Sie Reis- oder Nudelgerichte mit wenig Fleisch, zum Beispiel gebraten mit Bambussprossen.

Ist der Anteil an Krabben und anderen Meeresfrüchten oder Tofu gering, können Sie auch diese Gerichte bestellen.

Fettreicher ist Frittiertes wie Krabben-Chips und Frühlingsrolle.

Wan Tan (gefüllte Teigtaschen) entsprechen ungefähr der Zusammensetzung von Ravioli oder Maultaschen

Autobahnraststätten

Meist können Hauptgerichte, Beilagen und Nachspeisen individuell gewählt werden. Salate lassen sich am Salatbüffett selbst zusammenstellen. Aufläufe und Gratins sind meist käse-, ei- und fettreich.

E↓**F**↓**P**↓ Als kleinere Mahlzeit sind Eintöpfe ohne Wursteinlagen geeignet.

P↓ Wählen Sie Einlagen aus Reis oder Nudeln, essen Sie noch Brot dazu. Meiden Sie Erbsen- oder Linseneintopf.

E↓**F**↓**S**↓**K**↓**P**↓ Lassen Sie sich Ihr Sandwich so zusammenstellen wie Sie möchten.

E↓**F**↓**S**↓**P**↓ Als Nachspeise bieten sich grüne und rote Grütze oder Obst an.

P↓ Fettreicher sind Mousse au Chocolat oder **K**↓ Eiscreme.

Kochlöffel

Frühlingsrollen, Wraps, Grillhähnchen, Bratwurst, Hähnchen-Krossies, Salate und individuell zusammengestellte „Star-Burger" bestimmen das Angebot.

E↓**F**↓ Als „Rollen Deines Lebens" werden Teigrollen mit dünner Schmandschicht, viel Gemüse und Soße angeboten. Nährwertinformationen finden Sie im Internet unter www.kochloeffel.de.

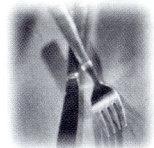

Backfilialen: Kamps, Ditsch

E↓ F↓ K↓ P↓ Backfilialen bieten ofenfrische Brot- und Backwaren, z. B. Laugenbrezeln. Die meisten Produkte – sofern käse- und wurstfrei – sind gut geeignet. Nährwertinformationen für Kamps-Produkte finden Sie unter www.kamps.de.

Ditsch-Pizettas bieten Pizzas mit verschiedenen Belägen an, aus denen acht Variationen gewählt werden können.

Achtung: Eiweißreich sind je nach Belag Pizzas und Käsestangen, fettreich sind Blätterteigprodukte wie Croissants und Schlemmerzungen.

Bäcker, Metzger oder Kiosk

Im Bäcker oder Metzger fertig belegte Brötchen/Baguette sind großzügig mit Wurst, Schinken oder Käse belegt.

E↓ F↓ S↓ P↓ Hier bleibt nur, die Auswahl zugunsten des dünnsten Belags zu treffen oder diesen selbst zu reduzieren.

E↓ F↓ S↓ K↓ Fettärmere süße Backwaren sind Müsli- oder Schokobrötchen, Rosinenschnecken, Obstkuchen aus Biskuit- oder Hefeteig sowie Plunderstückchen.

Pommes- und Imbissbude

E↓ Pommes frites sind ein eiweißsparender, jedoch fettreicher Snack. Als Alternativen zu Pommes werden immer häufiger sog. Country Potatoes, Farm Potatoes oder Potato Wedges angeboten. Diese sind größer und damit im Verhältnis fettärmer.

Pommes nicht nachsalzen!

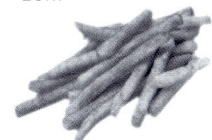

F↓ Wählen Sie eine fettfreie rote Soße, z. B. Ketchup, Curry-, Chili-, Mexican-, Exotic- oder Barbecuesoße.

K↓ Meiden Sie frittierte Kartoffelprodukte wie Pommes frites sowie rote Soßen wie Ketchup. Falls die Auswahl zu dürftig ist, lassen Sie sich einfach ein Brötchen mit wenig Senf geben.

Döner Kebab und Gyros

In einem aufgeschnittenen und im Ofen erhitzten Fladenbrot wird am Drehspieß Fleisch in dünnen Scheiben gegrillt und mit Zwiebeln, Tomaten, Salatblättern, Rotkraut und Soße serviert. Die Portion Döner Kebab ist zwischen 180–600 g schwer, der Fleischanteil liegt meist zwischen 30 und 50%.

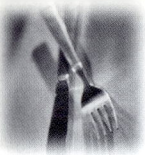

Döner mit Putenfleisch sind fettärmer, aber eiweißreicher als mit Hammel.

E↓F↓P↓ Da jeder Döner Kebab frisch zubereitet wird, können Sie einen mit viel Gemüse und wenig Fleisch bestellen. Neben Döner Kebab wird meist eine türkische Pizza namens Lahmacun mit Salat angeboten. Diese fleischarme Gericht ist auch fettärmer.

Gyros bestehen aus mariniertem Lamm- oder Schweinefleisch. Als Beilagen werden Pita-Brot, Reis oder gebackene Kartoffeln und Tzaziki, eine Quark-Sahne-Knoblauch-Soße angeboten.

E↓ Bestellen Sie nur die halbe Fleisch- und Tzaziki-Portion, sofern die Soße auf Quarkbasis zubereitet ist.

Knabbereien aus der Packung

E↓F↓K↓P↓ Meiden Sie Kartoffelchips und wählen Sie fettärmere Chips wie Tacitos, Tortilla Chips, Reis-Cracker und Reisgebäck, Brot Chips, Laugenbackwaren oder Sesam-Grisini,

E↓F↓S↓K↓P↓ Süße phosphat- und kaliumarme Snacks sind Russisch Brot, Puffreis, Reiswaffeln, Honig Pops, Popcorn und schokoladenfreie Süßigkeit wie Pfefferminz- und andere Bonbons oder Gummibärchen. Sie eignen sich hervorragend als Notration, z. B. im Schreibtisch- oder Handschuhfach.

E↓F↓S↓ Als Notration sind auch Müsliriegel (mit mittlerem Kaliumgehalt) geeignet.

Achtung: Diese Süßigkeiten sind kalium- und bis auf Trockenobst auch phosphatreich!

E↓S↓ Apfelchips, Trockenobst, Studentenfutter, Pralinen, Schokolade (vor allem Diabetikerschokolade) und Marzipan.

K↓P↓ Pralinen und Schokolade mit Füllung aus Likör, Frucht- und Pfefferminzcreme, weiße Schokolade oder schokoladenüberzogene Riegel sind phosphat-, kalium- und meist auch fettärmer.

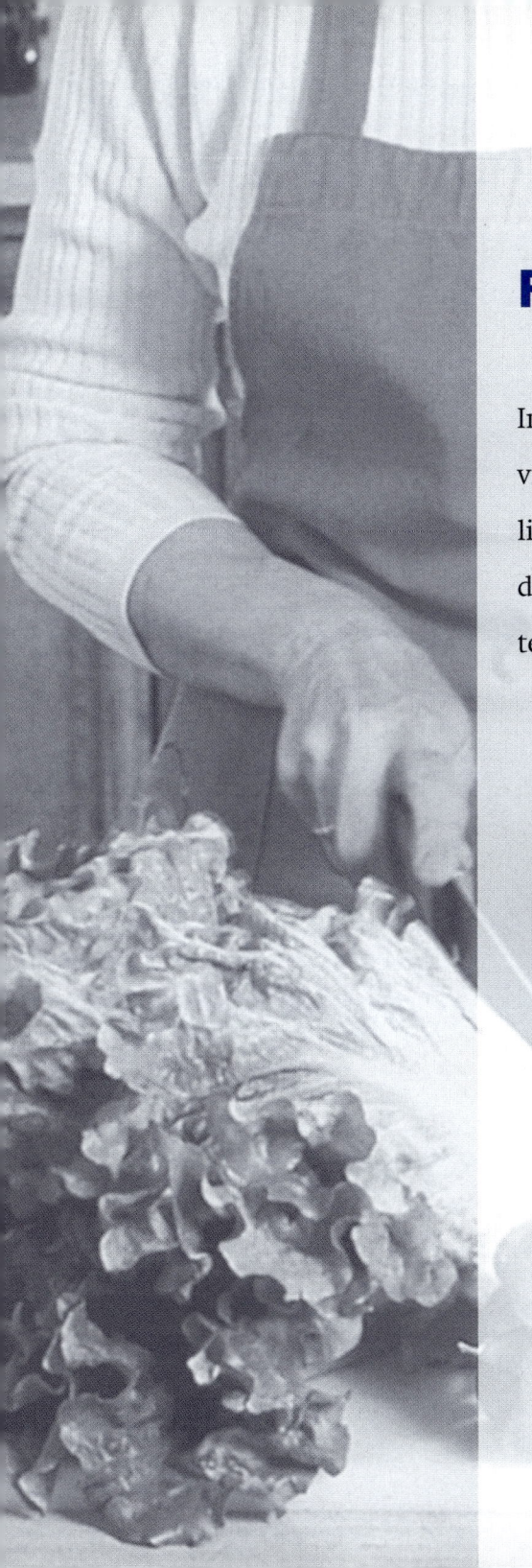

Rezepte

In diesem Kapitel finden Sie
viele Tipps, wie Sie Ihre Lieblingsgerichte eiweißsparend und
damit nierenschonend zubereiten können.

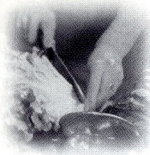

Brühen

Brühen lassen sich verwenden für klare und gebundene Suppen mit beliebiger Einlage, sie dienen als Grundbrühen für helle Soßen aller Art, zum Aufgießen von gedünstetem Reis und Gemüse und für Risotto.

Tipps zum Kalium und Phosphat sparen:
- viel Wasser verwenden
- viel getrocknete Kräuter zugeben, z. B. Thymiansträußchen, Kräuterlinge usw.

▪ Tipps zur Zubereitung von Brühen

- Bereiten Sie Brühen in einem genügend großen Topf zu.

- Lassen Sie die Brühe auf mittlerer Hitzestufe gar ziehen – Kochen trübt Brühen ein.

- Fleischbrühen werden besonders geschmacksintensiv, wenn man sie langsam und schonend gart.

- Vorheriges Anbräunen von Knochen verleiht der Brühe eine dunklere Farbe.

- Bereiten Sie Brühen auf Vorrat zu; im Kühlschrank hält sich die Brühe 3 Tage.

- Zum Abrunden des Geschmacks reiben Sie einen Hauch Muskatnuss in die Brühe.

Grundrezept

Zutaten

Übriggebliebenes Gemüse und Petersilienstängel eignen sich hervorragend für die Zubereitung von Brühen und dunklen Soßen.

- 2–3 l Wasser, für Dampfdrucktopf halbe Menge
- 1 große Zwiebel, 2 Möhren, $^1/_2$ Sellerieknolle
- 1 Knoblauchzehe, 1 Lorbeerblatt, 5 Pfefferkörner, 2 Gewürznelken, Wacholderbeere, Nelke, Knoblauchzehe, Salz.

Zubereitung

Setzen Sie alle Zutaten in einem großen Topf mit kaltem Wasser auf, kochen alles auf mittlerer Hitze an und auf kleiner Hitze weiter. Gießen Sie die Brühe durch ein Sieb und schmecken sie ab.

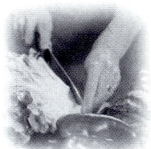

Variationen

Gemüsebrühe

Ergänzend zu den Grundzutaten:

- 200 g Lauch (Streifen)
- 200 g Kohlrabi, Blumenkohl oder Weißkraut (zerkleinert)
- 100 g Sellerie oder Bleichsellerie (zerkleinert)
- 100 g Fenchelknolle (zerkleinert)
- 1 Zweig Thymian oder frisches Bohnenkraut
- $^1/_4$ l Weißwein

Rindsbrühe (Bouillon)

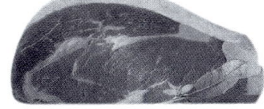

Ergänzend zu den Grundzutaten:

- 1 kg Rinderknochen zerhackt
- 500 g mageres Rindfleisch (Brust, Bein)

Kalbsbrühe

Ergänzend zu den Grundzutaten:

- 1 kg Kalbsknochen, zerhackt
- 500 g Kalbsbrust oder -nacken
- 1 Zweig Thymian

Geflügelbrühe

Ergänzend zu den Grundzutaten:

- 1 Suppenhuhn oder entsprechende Menge Hühnerklein oder Reste und Gerippe von roh entbeintem Huhn, Poularde oder Hähnchen
- 1 Zweig Thymian

Fischbrühe

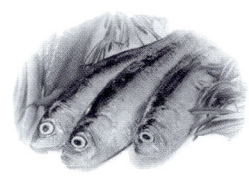

Ergänzend zu den Grundzutaten:

- 1 kg Stücke von Seefisch (auch Kopf, Schwanz, Gräten)
- 200 g Lauch
- 200 g Fenchelknolle (zerkleinert) oder Fenchelgrün
- 1 Strauß Petersilie

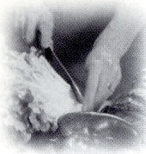

- 1 Zweig Thymian
- $^1/_4$ l Weißwein
- Saft von $^1/_4$ Zitrone

Soßen

So bereiten Sie einen dunklen Soßenfond ohne Bratenfleisch ...

Eine hochwertige, schmackhafte Soße ist neben dem Brotbelag der Dreh- und Angelpunkt einer eiweißsparenden Küche. Hier werden für Sie einige Grundsoßen vorgestellt.

Dunkle Soße aus Knochen

Zutaten für ca. 1–2 Liter

Zubereitungszeit im Bräter 2$^1/_2$–3 Std.

- 1 kg Knochen (Schwein, Kalb oder Rind) möglichst klein zerhackt
- mind. 7 EL Bratfett oder Öl (wird nach dem Erkalten wieder abgeschöpft) oder Speckschwarte
- 2 große Zwiebeln, ungeschält, halbiert
- 1 Stange Lauch in groben Stücken
- $^1/_2$ Sellerieknolle, grob zerteilt
- 4 Tomaten ungeschält, halbiert oder 4 EL Tomatenmark
- 2 Möhren
- 1 Nelke
- 4 Knoblauchzehen
- 4 Lorbeerblätter
- 1 TL Pfefferkörner
- 1 Zweig Thymian oder Rosmarin
- ca. 3 l Wasser, je nach Gardauer zum Nachgießen noch mehr
- $^1/_2$ EL Salz

Zubereitung

1. Bräunen Sie die Knochen im Bräter mit Bratfett oder Öl gut an, wenden Sie öfters.
2. Geben Sie Zwiebeln und Tomatenmark dazu und rösten Sie weiter.

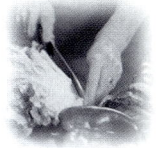

3. Geben Sie das restliche Gemüse dazu und rösten Sie weiter an.

4. Geben Sie Gewürze dazu und gießen Sie alles mit 1 l Wasser auf, lassen es unter regelmäßigem Wenden langsam vor sich hin einkochen. Sobald die Flüsssigkeit bis auf einen kleinen Rest verdampft ist, gießen Sie wieder Wasser nach und wiederholen diesen Vorgang noch zweimal. Je länger die Garzeit, desto mehr Wasser muss zugegossen werden, aber desto schmackhafter wird der Soßenfond auch. Nach etwa $2^1/_2$ Stunden können Sie die Hitzezufuhr abschalten, die Soße abseihen und nach dem Abkühlen das Fett entfernen.

$^1/_{10}$ des Soßenfonds enthalten ca.
125 kcal
2 g Eiweiß
4 g Kohlenhydrate
11 g Fett
25 mg Cholesterin
270 mg Kalium
263 mg Natrium
60 mg Phosphat

Dunkle Soße ohne Knochen

Zutaten

- 3 El Butter, Öl oder 50 g fetten Speck
- 100 g Möhren sehr fein gewürfelt oder gerieben
- 100 g Sellerieknolle oder Petersilienwurzel, sehr fein gewürfelt oder gerieben
- 1 mittelgroße Zwiebel, fein gewürfelt
- 2 Tomaten, geschält, gewürfelt oder 2 EL Tomatenmark
- 2 Lorbeerblatt
- 2 Knoblauchzehen, zerdrückt
- 1 Liter Wasser

Je länger und häufiger Sie Soßen einkochen lassen, desto schmackhafter werden sie.

Zubereitung

Fett in der Pfanne erhitzen; zuerst die Zwiebeln, dann das Gemüse mit Tomatenmark darin anrösten, mit der halben Wassermenge ablöschen und bei schwacher Hitze ungefähr 30 Minuten köcheln lassen. Nach dem Abkühlen abseihen und bei Bedarf entfetten durch Abschöpfen.

Beide Soßen halten sich im Kühlschrank 3 Tage, tiefgefroren sind sie mehrere Monate haltbar.

$^1/_4$ des Soßenfond enthalten ca.
75 kcal
3 g Eiweiß
2 g Kohlenhydrate
6 g Fett
15 mg Cholesterin
400 mg Kalium
70 mg Natrium
62 mg Phosphat

Binden Sie die Soße erst beim erneuten Erhitzen mit Mehl oder Stärkemehl und verfeinern Sie sie dann nach Belieben mit Weiß- oder Rotwein oder kurz vor dem Verzehr mit Sahne.

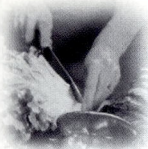

Tipp

Frieren Sie die Soße in kleinsten Behältnissen, z. B. Eiswürfelbehältern ein. So lassen sich die gefrorenen Soßenwürfel in einer gefrierfesten Tüte im Tiefkühlschrank aufbewahren.

2 Soßen-Eiswürfel = 1 Portion Soße.

Helle Grundsoße mit Mehl

Zutaten für 4 Portionen

- 40 g Butter (= ca. 2 Esslöffel)
- 40 g Mehl (= ca. 1 gehäufter Esslöffel)
- $1/_2$ l Fleisch-, Gemüse- oder Fischbrühe
- 50 ml od. 6 EL Sahne
- frisch gemahlener Pfeffer
- 2 EL Weißwein zum Verfeinern

Zubereitung

1 Portion enthält ca.
150 kcal
2 g Eiweiß
6 g Kohlenhydrate
12 g Fett
35 mg Cholesterin
39 mg Kalium
400 mg Natrium
36 mg Phosphat

Erhitzen Sie die Butter, geben das Mehl zu und schwitzen Sie dieses Mehl-Butter-Gemisch unter ständigem Rühren leicht an. Es bildet sich dabei eine relativ feste Masse.

Stellen Sie den Topf beiseite, um ihn etwas abkühlen zu lassen, und gießen Sie die Brühe zu. Damit keine Klumpen entstehen, sollte die Brühe möglichst kalt sein. Rühren Sie die Soße glatt und kochen Sie sie bei kleiner Hitze im offenen Topf gut durch. Rühren Sie gelegentlich um und nehmen Sie die sich bildende Haut ab. Gießen Sie die Soße vor dem Weiterverwenden durch ein Sieb. Verfeinern Sie zum Schluss mit Wein.

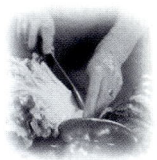

Helle Grundsoße ohne Mehl

Zutaten für 4 Portionen

- 1 mittelgroße Zwiebel, fein gewürfelt
- $1/_2$ Sellerieknolle, geraspelt
- 250 g Champignons, blättrig geschnitten
- 2 EL Butter (40 g)
- $1/_2$ l Brühe
- $1/_4$ l Weißwein
- frisch gemahlener Pfeffer, wenig Würzsalz oder Salz
- 4 EL Sahne, Schmand oder Crème fraîche (= ca. 40 g)

Zubereitung

Dünsten Sie die Zwiebelwürfel, Sellerieraspel und Champignonblätter in Butter glasig, löschen mit Brühe und Wein ab und lassen alles auf kleiner Hitze 15 Minuten kochen.

Passieren Sie alles durch ein feines Sieb oder pürieren Sie es fein, geben Sie es in den Topf zurück; halten Sie es kurz auf kleinster Hitze und schmecken ab. Die Soße lässt sich durch Zugabe von 1 Teelöffel Tomatenmark oder $1/_2$ Teelöffel Kurkuma oder Kräutern oder Spinat farblich variieren.

1 Portion enthält ca.
255 kcal
4 g Eiweiß
8 g Kohlenhydrate
15 g Fett
100 mg Cholesterin
650 mg Kalium
207 mg Natrium
226 mg Phosphat

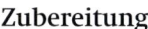

Achtung

E↓ F↓ P↓ Helle Grundsoßen ohne Mehl und einige Abwandlungen wie Senfsoße oder Currysoße werden gerne mit Eigelb verfeinert. Sie sparen aber Phosphat, Cholesterin, Fett und Eiweiß, wenn Sie das Eigelb weglassen! Legieren mit Eigelb hat noch zwei weitere Nachteile: Das Eigelb gerinnt in der Soße, wenn sie versehentlich weiter kocht oder wieder erwärmt wird! Außerdem können sich im Eigelb Salmonellen befinden.

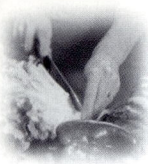

Abwandlungen der hellen Soßen

Mit den folgenden Rezepte lassen sich die beiden hellen Grundsoßen hervorragend variieren; bei den Berechnungen diente die
„helle Soße *mit* Mehl" als Grundlage.

Kräutersoße

6 El Kräutern von einer Art oder gemischt, feingehackt

1 Portion Kräutersoße enthält zusätzlich zum Grundrezept ca.
166 kcal, 2 g Eiweiß, 6 g Kohlenhydrate, 12 g Fett, 35 mg Cholesterin, 289 mg Kalium, 408 mg Natrium, 70 mg Phosphat

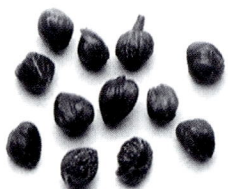

Kapernsoße

2 EL Kapern, 2 EL Weißwein, 2 EL Sahne

1 Portion Kapernsoße enthält zusätzlich zum Grundrezept ca.
164 kcal, 3 g Eiweiß, 6 g Kohlenhydrate, 21 g Fett, 52 mg Cholesterin, 137 mg Kalium, 542 mg Natrium, 65 mg Phosphat

Käsesoße

2 EL Parmesan oder Pecorino, frisch gerieben, 1 Prise Muskat,
frisch gerieben, 2 EL Weißwein, 2 EL Sahne oder Crème fraîche

1 Portion Käsesoße enthält zusätzlich zum Grundrezept ca.
390 kcal, 12 g Eiweiß, 8 g Kohlenhydrate, 32 g Fett, 125 mg
Kalium, 795 mg Natrium, 281 mg Phosphat

Senfsoße

2 EL heller mittelscharfer Senf oder Kräutersenf, 2 EL Sahne,
1 EL Sherry oder Portwein; nach Belieben mit Gelbwurz oder
Safran gelb färben. Schmeckt auch kalt!

S↓ Süßer Senf oder gemahlene Senfsaat (Reformhaus- oder Naturkostladen) spart Salz.

1 Portion Senfsoße enthält zusätzlich zum Grundrezept ca.
195 kcal, 3 g Eiweiß, 6 g Kohlenhydrate, 15 g Fett, 59 mg Kalium,
500 mg Natrium, 54 mg Phosphat

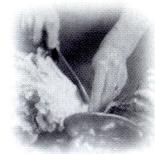

Currysoße

2 EL Curry, 1 kleine Banane, sehr fein zerdrückt, 2 EL Zitronen-saft, 4 EL Sahne

Curry zur Grundsoße rühren. Banane mit Zitronensaft sehr fein zerdrücken, zur Soße geben, darin ziehen lassen und die Sahne zugeben. Schmeckt auch kalt!

1 Portion Currysoße enthält zusätzlich zum Grundrezept ca. 230 kcal, 2 g Eiweiß, 14 g Kohlenhydrate, 17 g Fett, 180 mg Kalium, 405 mg Natrium, 54 mg Phosphat

Bechamel-Specksoße

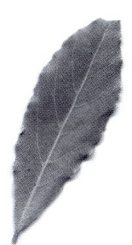

3 EL Räucherspeck, fein gehackt, 1 Lorbeerblatt, 60 ml bzw. 11 EL Sahne

Räucherspeck langsam in kleiner Pfanne erhitzen, stets umrüh-ren, um gleichmäßiges Knusprigwerden zu erreichen, an die Grundsoße geben, Lorbeerblatt einlegen und etwa 20 Minuten auf kleinster Flamme warm halten. Vor dem Servieren Lorbeer-blatt entnehmen, Soße mit Sahne verfeinern.

Diese Soße eignet sich für gekochtes Gemüse, zum Überbacken von Gemüse, z. B. von Chicorée, Fenchel, Zucchini, Blumenkohl, Lauch, und für Kartoffel-, Zwiebel- und Fenchelgemüse.

K↓ P↓ Feinschmeckertipp: Sie können die Soße unmittelbar vor dem Verzehr mit 1 EL eiskalter Butter binden.

1 Portion Bechamel-Specksoße enthält zusätzlich zum Grund-rezept ca. 483 kcal, 12 g Eiweiß, 8 g Kohlenhydrate, 44 g Fett, 119 mg Cholesterin, 160 mg Kalium, 440 mg Natrium, 96 mg Phosphat

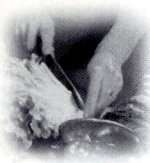

Echte Tomatensoße

Zutaten für 4 Portionen

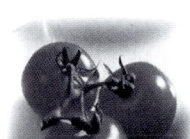

- 2 EL Olivenöl
- 1 kleine Zwiebel, grob gewürfelt
- 1 Knoblauchzehe, zerdrückt
- 1 EL Essig nach Belieben
- 500 g Tomaten, geviertelt, frisch oder aus der Dose (frische Tomaten durch Blanchieren enthäutet, Dosentomaten abtropfen lassen)
- $1/4$ l Brühe
- frisch gemahlener Pfeffer
- 2 EL Sahne oder Schmand
- 1 EL Rotwein
- nach Belieben mit Basilikum, Oregano oder Thymian würzen

■ Blanchieren

Tomaten lassen sich nach Eintauchen in kochendes Wasser und anschließendem Abschrecken mit kaltem Wasser leicht enthäuten. Tomaten vorher leicht einritzen.

Zubereitung

1 Portion enthält ca.
135 kcal
2 g Eiweiß
5 g Kohlenhydrate
11 g Fett
7 mg Cholesterin
360 mg Kalium
1108 mg Natrium
76 mg Phosphat

1. Öl erhitzen, Zwiebeln und Knoblauch darin glasig dünsten, mit Essig ablöschen, Tomaten zugeben, weiter garen bis die Flüssigkeit verdunstet ist.

2. Brühe zugeben, einige Minuten kochen lassen, pürieren oder durch ein Sieb passieren. In den Topf zurückschütten, abschmecken. Sahne und Rotwein zum Schluss unterziehen, auf kleinster Hitze warm halten und nach Belieben mit Kräutern würzen.

Diese Tomatensoße lässt sich verwenden zu Teigwaren, Risotto, gedünsteten und gratiniertem Zucchini und Fenchel, und zu gebratenen Auberginen.

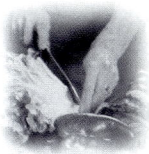

Grüne, rote oder gelbe Paprikasoße

Zutaten für 4 Portionen

- 500 g Paprika, entkernt und in grobe Stücke zerteilt
- $1/_8$ l Brühe
- 2 EL Öl
- 1 große Zwiebel, sehr fein gewürfelt,
- 1 Knoblauchzehe, durchgepresst
- 1 TL Zucker
- 3 EL Essig
- 1 Spritzer Tabasco oder Rosenpaprika
- frisch gemahlener Pfeffer und zum Schluss sparsam Würzsalz oder Salz

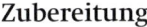

Zubereitung

1. Paprika auf kleiner Hitze in der Brühe garen, fein pürieren.

2. Öl erhitzen, Zwiebel und Knoblauch darin glasig dünsten, Zucker zugeben, kurz mitdünsten, mit Essig ablöschen, auf kleiner Hitze einkochen lassen. Paprikamus zugeben, durchkochen, herzhaft abschmecken und heiß auf den Tisch bringen.

1 Portion enthält ca.
137 kcal
2 g Eiweiß
11 g Kohlenhydrate
9 g Fett
390 mg Kalium
560 mg Natrium
70 mg Phosphat

Diese Soße ist besonders schmackhaft und vielseitig und passt gut zu Kartoffelgerichten und Grillspeisen.

Kalte Auberginensoße

Zutaten für 4 Portionen

- 3 Auberginen mittlerer Größe, geschält und in 1 cm dicke Scheiben geschnitten
- Salz zum Einreiben
- 100–200 ml Oliven- oder Sesamöl
- 1 Zwiebel, fein gehackt
- Saft von 2 Zitronen
- frisch gemahlener Pfeffer
- 4 EL Petersilie, grob gehackt, oder andere Kräuter wie Oregano, Basilikum oder Salbei

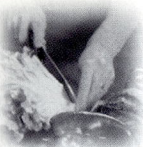

- 5 Knoblauchzehen, durchgepresst
- Nach Belieben: 100 g Tahin (Sesampaste) oder 1 eingelegte Sardelle

1. **Zubereitung in der Pfanne:** Auberginen schälen, nach Belieben mit Salz einreiben und zugedeckt 15 Minuten ruhen lassen, ausgetretenen Saft abgießen (entfernt Bittergeschmack). 2 EL Öl in der Pfanne erhitzen, die Auberginenscheiben darin ausbacken; nacheinander alle Scheiben backen, bis das Öl aufgebraucht ist.

   Zubereitung im Backofen: Auberginen längs halbieren. Die Schnittflächen mit dem Olivenöl einpinseln. Die Auberginen mit der Schnittfläche nach unten auf das Blech legen und etwa 30 Minuten bei 180–200 °C im Backofen garen.

2. Die gegarten Auberginen grob zerhacken, zusammen mit Tahin oder Sardelle passieren oder pürieren.

3. Zwiebelwürfel unterheben und die Auberginencreme mit Zitronensaft, Pfeffer, Knoblauch, Petersilie oder Oregano abschmecken; bei Verzicht auf die Sardelle etwas Salz zugeben; kühl stellen.

1 Portion (ohne Tahin) enthält ca.
300 kcal
4 g Eiweiß
13 g Kohlenhydrate
25 g Fett
639 mg Kalium
250 mg Natrium
72 mg Phosphat

Diese Soße ist ein klassisches orientalisches Rezept und schmeckt als Brotaufstrich zu frischem Fladenbrot.

K↓ Auberginen und Zucchini sind generell für Sie geeignet, da beide wenig Kalium enthalten. Durch das Einsalzen der Auberginenscheiben bei der Pfannenzubereitung können Sie erreichen, dass $1/3$ des enthaltenen Kaliums durch austretende Flüssigkeit verloren geht.

K↓**P**↓ Verzichten Sie auf Tahin (Sesampaste).

F↓ Reduzieren Sie die Ölmenge und verzichten Sie auf Tahin.

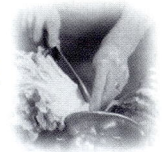

Pesto alla Genovese

Zutaten für 4 Portionen

- $1/8$ l Olivenöl
- 3 Knoblauchzehen, durchgepresst
- 6 EL Petersilie, gehackt
- 6 EL Basilikum, gehackt
- 4 EL frischen Parmesan oder Pecorino, fein gerieben
- 4 EL Walnuss- oder Pinienkerne
- frisch gemahlener Pfeffer
- 1 Prise Zucker
- Saft von $1/2$ Zitrone

Fett und Kalorien sparend – von dieser Soße reicht $1/8$ Portion pro Person meist aus!

Zubereitung

1. Olivenöl, Knoblauch, Kräuter, Käse und Nüsse pürieren.

2. Mit Pfeffer, Zucker, Zitronensaft und Salz bzw. Würzsalz abschmecken; Variation: mit 1 EL scharfem Senf abschmecken.

In Italien wird diese Soße zu frisch zubereiteten, in Butter geschwenkten Nudeln (Fettucine al Burro) gereicht. Im Glas verschlossen und mit Öl bedeckt ist das Pesto im Kühlschrank 3 Wochen haltbar.

1 Portion enthält ca.
500 kcal
11 g Eiweiß
7 g Kohlenhydrate
50 g Fett
20 mg Cholesterin
300 mg Kalium
300 mg Natrium
280 mg Phosphat

Gulasch

Grundrezept

Zutaten für 4 Portionen

- Statt der üblichen Menge Fleisch (600–800 g) nehmen Sie nur 300 g Fleisch (= ca. 20 Würfel), entweder vom Kalb, Lamm, Rind, Schwein oder gemischt
- 60 g Bratfett (Öl oder Schmalz)
- 300 g Zwiebeln
- 2 EL Paprikapulver edelsüß
- $1/2$ l Brühe
- reichlich gemahlener schwarzer Pfeffer

Wie Sie bei Ihrem Lieblings-Gulasch Eiweiß sparen können ...

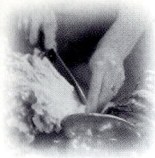
1 Portion enthält ca.
314 kcal
17 g Eiweiß
5 g Kohlenhydrate
28 g Fett
69 mg Cholesterin
378 mg Kalium
782 mg Natrium
220 mg Phosphat

- 2 g ($^1/_2$ gestr. TL) Salz.
- Zum Würzen: Knoblauch, Kümmel, Majoran, abgeriebene Zitronenschale und 1 TL Tomatenmark nach Belieben.

Zubereitung

Fett erhitzen, Zwiebeln und Fleisch zugegeben und offen unter häufigem Umrühren von allen Seiten gut angebraten, bis sich die Flüssigkeit sirupartig eingedickt hat.

Variationen

1 Portion enthält ca.
487 kcal
26 g Eiweiß
5 g Kohlenhydrate
32 g Fett
78 mg Cholesterin
1080 mg Kalium
3334 mg Natrium
348 mg Phosphat

Ungarisches Gulasch (Gulyas)

Ergänzend zu den Grundzutaten:

- 250 g Zwiebeln
- 200 g rote Paprikastreifen
- 250 g geschälte Tomaten in Scheiben
- 30 g Speck oder Salami, klein geschnitten
- 350 g große rohe Kartoffelwürfel
- $^1/_2$ Koblauchzehe
- 1 TL Kümmel
- Brühe nach Bedarf

Zwiebeln in Fett oder Speck anschwitzen, das Fleisch dazugeben, würzen und weiter dünsten. Sobald die Flüssigkeit fast einge-dünstet ist, alle übrigen Zutaten zugeben – außer den Kartoffeln. Nach etwa 1 Stunde Kochzeit die Kartoffeln darunter mischen; je nach Fleischqualität $^1/_2$ Stunde weiter dünsten. Bei Bedarf wenig Brühe zugeben und aufkochen.

1 Portion enthält ca.
445 kcal
22 g Eiweiß
20 g Kohlenhydrate
31 g Fett
78 mg Cholesterin
1060 mg Kalium
2500 mg Natrium
338 mg Phosphat

Original Ungarisch

In Ungarn werden die Kartoffeln oft durch die Zugabe von klei-nen Spätzli (Csipetke) ergänzt. Als Beilage wird Brot gereicht.

Als Zigeunergulasch ohne Kartoffeln:

- 400 g rote Paprikastreifen
- 3 EL Rotwein

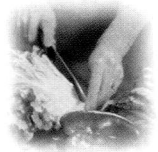

Jägergulasch

Ergänzend zu den Grundzutaten:

- 80 g gut durchwachsener oder fetter Speck in Würfeln
- 200 g Zwiebeln
- 400 g Pfifferlinge
- viel gehackte Petersilie
- 4 EL süßer Sahne

1 Portion enthält ca.
476 kcal
23 g Eiweiß
9 g Kohlenhydrate
39 g Fett
99 mg Cholesterin
1000 mg Kalium
2163 mg Natrium
320 mg Phosphat

Speckwürfel und Zwiebel anschwitzen, Pfifferlinge und gehackte Petersilie zufügen, mit süßer Sahne einkochen und mit dem fertigen Gulasch nochmals aufkochen.

Gulasch „Bürgerlich"

Ergänzend zu den Grundzutaten:

- 30 g Speckwürfel
- 200 g Zwiebeln
- 200 g Karotten
- 200 g Erbsen
- gehackte Petersilie

1 Portion enthält ca.
436 kcal
23 g Eiweiß
17 g Kohlenhydrate
31 g Fett
78 mg Cholesterin
763 mg Kalium
2480 mg Natrium
319 mg Phosphat

Speck- und Zwiebelwürfel anschwitzen, Karotten, Erbsen und gehackte Petersilie unterheben; mit dem fertigen Gulasch nochmals aufkochen. Mit Pfeffer abschmecken.

Stroganoff-Gulasch

Ergänzend zu den Grundzutaten:

- 300 g Zwiebeln
- 200 g Essiggurke
- 200 g Champignons
- Senf, Rotwein, Cognac, Zucker

1 Portion enthält ca.
388 kcal
20 g Eiweiß
12 g Kohlenhydrate
29 g Fett
74 mg Cholesterin
768 mg Kalium
2626 mg Natrium
328 mg Phosphat

Streifen von Zwiebeln und Gurke anschwitzen, Champignons zufügen, mit Senf binden und mit Rotwein einkochen. Fertiges Gulasch zugeben und erneut aufkochen. Mit Cognac und wenig Zucker abschmecken.

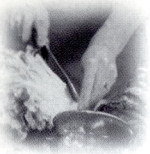

1 Portion enthält ca.
410 kcal
19 g Eiweiß
7 g Kohlenhydrate
33 g Fett
96 mg Cholesterin
734 mg Kalium
1125 mg Natrium
250 mg Phosphat

Szegediner Gulasch

Ergänzend zu den Grundzutaten:

- 2 Knoblauchzehen, zerdrückt
- 2 EL Paprika edelsüß
- 1 Dose (850 ml) Sauerkraut
- 1 Lorbeerblatt
- 1 EL Tomaten- oder Paprikamark
- frisch gemahlener schwarzer Pfeffer
- 100 ml Sahne oder Schmand

Zuerst das gewürfelte Fleisch in heißem Fett scharf anbraten, danach das Fleisch entnehmen. Die Zwiebelwürfel zusammen mit Knoblauch im Bratfett andünsten, das Fleisch wieder zugeben, Paprika zugeben, durchmischen. Sauerkraut zerpflücken, mit Lorbeerblatt und Salz zum Fleisch geben, mit der heißen Brühe auffüllen und bei schwacher Hitze etwa $1^1/_2$ Stunden schmoren lassen. Mit Pfeffer abschmecken, Sahne unterrühren.

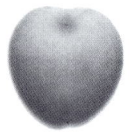

1 Portion enthält ca.
488 kcal
17 g Eiweiß
21 g Kohlenhydrate
35 g Fett
100 mg Cholesterin
583 mg Kalium
310 mg Natrium
202 mg Phosphat

Schweine- oder Putengulasch mit Aprikosen

Ergänzend zu den Grundzutaten:

- 1 Msp. Piment, gemahlen
- 1 TL Ingwer, gemahlen
- 1 EL grüner Pfeffer, 1 TL Curry
- $^1/_4$ l Apfelwein oder leichter Weißwein
- 250 g Aprikosen, frisch oder aus der Dose, in Viertel geschnitten
- 150 ml Sahne oder 100 g Crème fraîche
- 100 g Bambussprossen
- nach Belieben 1 EL getrocknete, vorher gewässerte Morcheln

1. Fleischwürfel in heißem Fett kräftig braun anbraten, Zwiebeln dazugeben, Salz und Pfeffer darüber streuen, durchrühren, anschmoren. Piment, Ingwer und grünen Pfeffer darunter mischen und nach und nach mit kochend heißer Brühe ablösen. Topf zudecken und auf kleiner Flamme schmoren lassen.

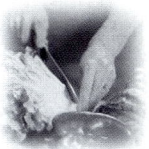

2. Nach der Hälfte der Garzeit in jeweils kleinen Mengen den Apfelwein angießen, weiterschmoren lassen.

3. Garprobe machen. Die Hälfte der Aprikosen pürieren und an das Fleisch geben, weiter 15 Minuten schmoren lassen. Evtl. noch etwas Brühe angießen.

4. Restliche Aprikosen dazugeben, Sahne oder Crème fraîche unterziehen, abschmecken.

▨ Tipps für Gulaschgerichte

- Zum Einfrieren das Fleisch mit einem Sieblöffel aus dem kochenden Gulasch nehmen und gleichmäßig auf die Gefrierbehälter verteilen. Die kochende Soße mit einem Schöpflöffel über das portionierte Fleisch geben (bis 3 cm unter den Rand). Jedes Gefäß auskühlen lassen und das vollständig abgekühlte Gulasch einfrieren.

- Zur Farbgebung verkochten, dunklen Karamel oder einige Tropfen Zuckerkulör zugeben. Mit stark eingekochter Fleischglace oder mit dunklem Bratensaft (Pulver oder Paste) oder Soßenpulver angießen. Gulasch erneut abschmecken.

- Verfeinern mit süßer Sahne, Rotwein, Madeira, Sherry und Worcestersoße; bei Kalb nur Weißwein verwenden.

Eiweißsparend: Kartoffelgulasch

Zutaten für 4 Portionen

- 500 g festkochende Kartoffeln, gegart
- 500 g Zwiebeln
- 4 EL Öl, Schmalz oder 80 g fetten Speck in Würfeln
- 1 EL Zucker
- 4 EL Mehl
- 2 EL Paprika edelsüß
- Pfeffer frisch gemahlen

1 Portion enthält ca.
400 kcal
7 g Eiweiß
39 g Kohlenhydrate
23 g Fett
23 mg Cholesterin
632 mg Kalium
712 mg Natrium
147 mg Phosphat

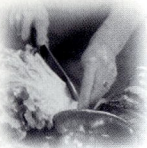

- 1 EL Kümmel
- $^1/_2$ l Brühe
- 1 Nelke
- 1 Lorbeerblatt
- 100 g süße Sahne oder Schmand oder Crème fraîche
- Nach Belieben ein Schuss Wein

Zubereitung

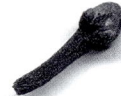

Die Gewürz-Nelke, das Lorbeerblatt und die Kartoffeln in der Brühe aufkochen lassen und abseihen.

In heißem Öl oder Schmalz oder ausgelassenen Speckwürfeln die Zwiebeln mit Zucker anschwitzen, mit Mehl bestäuben, anbräunen lassen; mit der Brühe ablöschen, zu einer Soße verkochen; die gegarten Kartoffeln anschließend in der Soße erhitzen. Dazu passt Weißbrot.

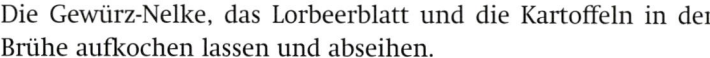

▪ Tipps für Kaliumsparer

- Kartoffeln und anderes Gemüse kaliumsparend zubereiten (s. S. 60)

- Frisches Gemüse und Obst austauschen gegen Konserven ohne Aufguss

- Pilze, Tomaten oder Tomatenmark reduzieren

- Brühe kaliumarm zubereiten (s. S. 143).

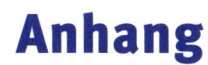

Anhang

In der folgenden Nährwerttabelle
finden Sie Angaben zum Fett-,
Kohlenhydrat-, Protein- und
Mineralstoffgehalt aller wichtigen Lebensmittel.

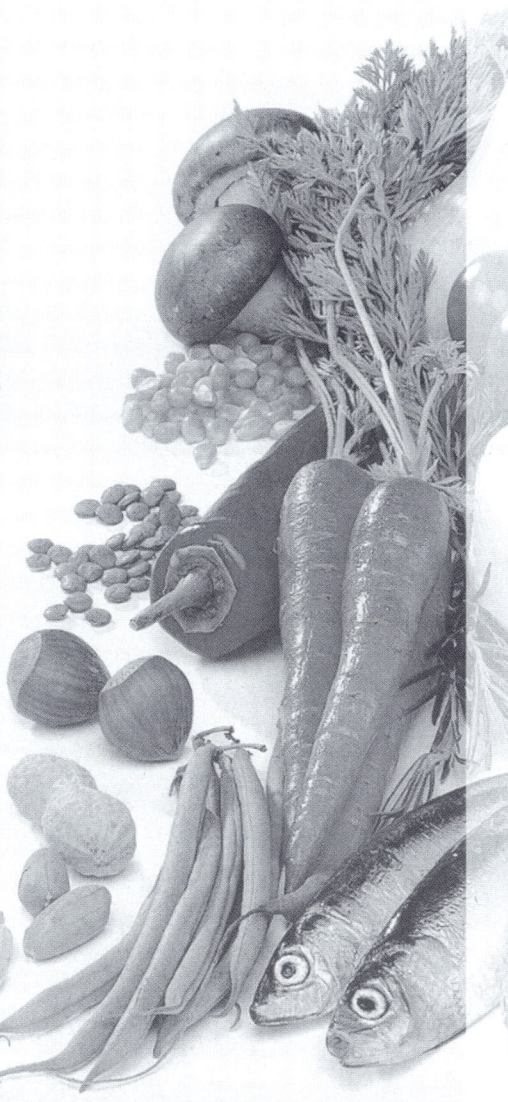

Bezeichnung	Maß	Menge [g]	Energie [kcal]	Fett [g]	KH [g]	Prot. [g]	Na [mg]	K [mg]	Ca [mg]	P [mg]	BE
Aal geräuchert	1 Portion	50	145	12,8	–	7,9	34	90	9,5	105	–
Amerikaner aus Rührmasse	1 Stück	50	157	4,4	26,3	2,7	74	39,5	21,5	69,5	2,2
Ananas frisch	1 Portion	125	73	0,2	16,4	0,6	2,5	216	20	11,3	1,4
Konserve	1 Dose	125	110	0,1	26	0,3	1,3	98,8	13,8	6,3	2,2
Apfel frisch	1 Stück	175	91	0,7	20	0,6	5,3	252	12,3	19,3	1,7
getrocknet	1 Portion	25	70	0,5	15,3	0,5	4	135	9,5	14,8	1,3
Apfel Fruchtsaft	1 Glas	200	99	0,7	21,2	0,6	6	252	14	22	1,8
Apfelmus	1 Portion	250	165	0,7	38	0,6	5	265	15	20	3,2
Apfelwein	1 Glas	200	132	*	14,6	*	4	194	10	18	1,2
Aprikose frisch	1 Stück	50	21	*	4,3	0,5	1	140	8,5	10	0,4
getrocknet	1 Portion	25	62	0,1	12,6	1,3	3	414	25	29,5	1
Konserve	1 Dose	175	138	*	32,1	0,9	1,8	222	19,3	17,5	2,7
Artischocken Konserve	1 Dose	150	29	0,2	3,1	3,3	372	299	75	162	–
Aubergine frisch	1 Portion	250	43	0,5	6,3	3,1	7,5	560	32,5	52,5	–
Auberginenscheiben gebraten	1 Portion	250	203	14,3	14,4	4,0	515	535	40	62,5	–
Ausbackteig, süß		100	212	6,1	31,5	7,4	76	126	62	104	2,6
Avocado frisch	1 Portion	225	488	52,9	0,9	4,3	6,8	1130	22,5	85,5	–
Backpulver	1/10 Päck.	1	2	*	0,4	*	118	0,49	11,3	84,3	*
Banane frisch	1 Stück	100	95	0,2	21,4	1,2	1	393	9	28	1,8
Basilikum getrocknet	1 Prise	1	3	*	0,4	0,1	0,3	34,3	21,1	4,9	*
Bier	1 Flasche	500	211	*	15,6	2,5	20	275	20	160	1,3
Bier alkoholfrei	1 Flasche	500	128	*	26,8	1,9	15	200	25	100	2,3
Bier mit Limonade	1 Flasche	500	170	*	24,8	1,3	25	100	60	80	2,1
Bierschinken/ Schinkenpastete	1 Scheibe	30	54	3,6	0,44	5,5	206	101	2,7	48,9	*
Bierteig		100	226	6,6	31,8	7,8	82	105	23	97	2,7
Birne frisch	1 Stück	175	92	0,5	21,7	0,9	3,5	219	15,8	26,3	1,8
getrocknet	1 Portion	25	63	0,4	14,9	0,6	2,5	106	10,8	18	1,3
Konserve	1 Portion	175	147	0,3	35,8	0,5	1,7	98,8	12,3	14	3
Biskuit-Obsttorte	1 Stück	100	157	1,9	30,6	4,0	80	148	20	101	2,6
Biskuitrolle	1 Stück	100	273	2,6	57,6	4,0	74	65	20	88	4,8
Blätterteig Kleinteile tiefgefroren	1 Stück	70	369	26,9	24,4	7,7	130	84,7	56	155	2
	1 Portion	100	375	23,5	35,4	5,7	310	70	58	54	3
Bleichsellerie frisch	1 Portion	150	25	0,3	3,3	1,8	198	516	120	72	–
Blumenkohl, Brokkoli	1 Portion	200	43	0,5	3,6	5,5	28	560	133	131	–
Bockwurst	1 Stück	150 g	444	39,5	0,4	22,8	1250	374	18	197	–
Bohnen weiß	1 Tasse	60	158	1,0	23,9	12,8	2,4	802	67,8	256	1
grün	1 Portion	200	51	0,5	6,4	4,8	4	496	114	76	–
Bonbon	1 Stück	45	176	0,2	42,8	0,3	11,3	4,0	1,8	5,4	3,6

Nährwerttabelle

Bezeichnung	Maß	Menge [g]	Energie [kcal]	Fett [g]	KH [g]	Prot. [g]	Na [mg]	K [mg]	Ca [mg]	P [mg]	BE
Bratensoße (Trockenpulver)	1 TL	5	8	0,2	0,6	0,9	1250	25	11,5	35	*
Bratfischwaren	1 Portion	125	202	11,2	9,6	15,6	581	255	77,5	201	–
Brathähnchen frisch	1 Portion	150	249	14,4	–	29,9	105	390	18	240	–
Bratkartoffeln	1 Portion	250	293	16,8	30,3	4,4	440	715	25	108	2,5
Brombeere frisch	1 Handvoll	125	37	1,3	3,4	1,5	3,7	238	56,3	37,5	0,3
Brot eiweißarm DELFS	1 Scheibe	50	117	0,6	27	0,5	400	10	27	175	2,3
Brötchen/ Baguettebrötchen	1 Stück	50	124	0,7	25,3	3,7	226	50	8	39	2,1
Roggenbrötchen mit Ölsamen	1 Stück	60	136	1,8	25,5	4,0	246	143	13,2	101	2,1
Brühwurst	1 Portion	30	89	7,9	*	4,6	250	74,7	3,6	39,3	*
Buchweizen		100	340	1,7	71	9,0	2	324	21	254	5,9
Buntes Plundergebäck	1 Stück	70	216	10,1	28	3,3	37,1	72,1	35	49	2,3
Butter	1 Portion	10	74	8,3	*	*	0,5	1,6	1,3	2,1	*
Butterkeks	5 Stück	25	120	5,3	15,5	2,5	66,5	64,3	34	61,3	1,3
Buttermilch	1 Glas	200	72	1	8,0	6,4	120	300	220	180	0,7
Champignon Konserve	1 Portion	200	48	0,3	14,1	1,8	414	118	10	32	–
Champignon- cremesuppe	1 Teller	320	101	7,5	2,1	6,4	790	573	28,8	76,8	–
Champignonsoße mit Sahne und Weißwein	3 EL	60	55	4,1	3,1	1,4	124	108	6,6	21	0,3
Cheeseburger	1 Portion	150	340	17,4	28,8	16,7	702	279	150	314	2,4
Chicorée frisch	1 Portion	50	9	*	1,2	0,7	2	97	13	13	–
Chilliesoße (Sambal Oelek)	1 Portion	20	28	0,5	4,5	1,3	68,8	189	13,8	31,8	0,4
Chinakohl frisch	1 Portion	150	20	0,5	1,8	1,8	28,5	216	60	45	–
Cola Mix	1 Glas	200	90	*	17,9	3,3	10	2	24	10	1,5
Colagetränke (coffeinhaltig)	1 Glas	200	121	*	21,7	6,7	8	2	8	12	1,8
kalorienarm	1 Glas	200	7	*	0,2	–	12	–	8	18	–
Cornflakes, trocken	1 Tasse	50	178	0,3	39,5	3,6	469	60	6,5	29,5	3,3
Cous-Cous	1 Portion	250	566	21,9	80,3	11,3	450	160	40	108	6,7
Creme/Schmand 40%	1 geh. TL	10	37	4	0,2	0,2	2	8	7	5	–
Croissant aus Blätterteig	1 Stück	70	355	23,5	31,4	4,9	260	94,5	35	77	2,6
Datteln getrocknet	1 Portion	25	71	0,1	16,5	0,5	1,3	165	16,5	15,3	1,4
Diabetiker-Bier	1 Flasche	500	191	*	3,2	2	20	225	20	155	0,3
Diätlimonaden	1 Glas	200	5	*	0,9	–	10	2	42	6	–

Nährwerttabelle

Bezeichnung	Maß	Menge [g]	Energie [kcal]	Fett [g]	KH [g]	Prot. [g]	Na [mg]	K [mg]	Ca [mg]	P [mg]	BE
Dickmilch (Sauermilch)	1 Glas	200	127	7	8	6,8	100	300	240	200	0,7
Distelöl	1 EL	10 g	88	10,0	–	–	0,1	0,1	0,1	0,1	–
Eierpfannkuchen, Eierkuchen	1 Portion	200	422	20,2	43,4	16,4	284	244	130	288	3,6
Eierteigwaren		100	352	2,8	68,3	12,3	17	164	27	191	5,7
Eis	1 Portion	75	64	1,8	9,9	1,7	26,3	78	63	48	0,8
Endivien frisch	1 Portion	50	5	*	0,2	0,8	26,5	173	27	27	–
Ente frisch	1 Portion	150	338	25,8	–	27,2	57	315	21	300	–
Erbsen grün Konserve	1 Portion	200	140	0,9	19,7	12,4	444	354	52	188	–
tiefgefroren	1 Portion	200	172	1,0	25,4	14,3	4	596	48	212	–
frisch	1 Tasse	60	167	0,8	25,1	13,7	15,6	564	30	225	–
Erdbeere frisch	1 Handvoll	250	80	1	13,8	2	7,5	363	62,5	62,5	1,2
Erdnußflips	2 Handvoll	50	265	17,3	22,6	4,8	385	82,5	8	53,5	1,9
Essig	1–2 EL	15	3	–	*	*	3	13,4	2,25	4,8	*
Feige frisch	1 Stück	20	13	01	2,6	0,3	0,4	48	10,8	6,4	0,2
getrocknet	1 Portion	25	71	0,6	14,5	1,5	2,3	271	61	36	1,2
Feldsalat (Rapunzel)	1 Portion	50	7	0,2	0,4	0,9	2	210	17,5	24,5	–
Fenchel frisch	1 Portion	150	37	0,5	4,3	3,7	129	741	164	76,5	–
Fischbrühe	1 Teller	250	58	3,7	1,8	4,3	565	415	20	35	–
Fische frisch	1 Portion	150	123	1,4	–	27,5	129	534	21	285	–
gegart	1 Portion	150	144	1,6	–	32	147	482	25,5	293	–
Fischfilet paniert gebraten	1 Portion	200	346	12,2	28,1	30,4	504	454	44	284	2,3
Fisch-Pichelsteiner	1 Teller	450	211	6,2	17,1	20,7	1030	995	104	275	1,4
Fischstäbchen paniert	1 Portion	150	177	1,8	19,6	20,2	372	371	28,5	339	1,6
Fladenbrote/ Türkisches Pitabrot	1/8 Scheibe	62	146	0,8	29,8	4,4	265	58,9	9,3	45,9	2,5
Flädle trocken, Einlage für	1 Portion	20	70	0,6	13,7	2,5	3,4	32,8	5,4	38,2	1,1
Fleisch frisch	1 Portion	100	202	13,6	0,5	19,7	60	310	6	168	*
gegart	1 Portion	100	223	12,2	0,7	27,6	40	232	6	163	*
Fleischbrühen		250	122	6,5	2,0	13,8	421	361	47,3	164	–
Fleischkäse	1 Portion	150	453	41,3	0,3	21,2	1310	378	18	195	*
Fleischsuppe klar (Brühwürfel)	1/2 Würfel	5	7	0,2	0,6	0,9	1250	25	11,5	35	
Forelle frisch	1 Portion	150	170	5,0	–	30,9	94,6	620	18	368	–
Frischkäse Doppelrahmstufe	1 EL	30	101	9,5	0,8	3,3	105	27	27	45	*
Fritierfett (pflanzlich)	1 TL	10	88	10	–	–	–	–	–	–	–
Früchte-Müsli	1 Portion	50	170	3,0	30,2	5,0	22	226	26,5	145	2,5
Fruchtsaft gemischt	1 Glas	200	106	0,7	23,7	0,6	6	250	14	22	2
Kernobst	1 Glas	200	111	0,1	26,3	0,2	16	78	46	6	2
Frühlingsrolle	1 Portion	150	305	18,8	24	10,7	351	305	51	108	1,8

Nährwerttabelle

Bezeichnung	Maß	Menge [g]	Energie [kcal]	Fett [g]	KH [g]	Prot. [g]	Na [mg]	K [mg]	Ca [mg]	P [mg]	BE
Gans frisch	1 Portion	150	507	46,5	–	23,6	129	630	18	270	–
Gänsefett, -schmalz	1 geh. TL	10	88	10	–	–	0,5	0,1	0,1	0,5	–
Getreidebratling	1 Portion	200	236	5,9	33,5	11,9	340	434	74	314	2,8
Gewürze aus Kräutern	1 Prise	1	3	0,1	0,5	0,1	0,2	16,7	15,8	2	–
Gewürzgurken	1 Portion	100	16	0,1	1,8	0,6	345	107	22	31	–
Gewürzmischungen	1 Prise	1	3	0,1	4,5	*	0,6	9,0	5,1	1,8	–
Grapefruit frisch	1 Portion	250	125	0,4	22,4	1,5	5,0	451	45,1	42,6	2
Graubrot Weizenmisch	1 Scheibe	50	105	0,4	22,2	2,8	211	76,4	11,5	60,9	2
Roggenmisch	1 Scheibe	50	105	0,5	21,9	3,0	214	109	9,5	74	2
Grießbrei	1 Portion	250	267	12	30,1	10	180	365	270	233	2,5
Grünkern, Grütze	1 Portion	100	324	2,7	63,3	10,8	3	447	22	411	5,3
Gemüse-Bratling	1 Stück	200	288	11,4	35,8	10,2	390	360	68	290	3
Gulaschsuppe Konserve	1 Teller	300	329	19	7,8	31,9	1,300	894	66	315	0,6
Gummibonbons	10 Stück	25	47		11,2	0,3	15	90	90	1	–
Gurke frisch	1 Portion	150	18	0,3	2,7	0,9	12	212	22,5	34,5	–
Haferflocken	1 Portion	100	370	7	63,3	12,5	7	348	54	391	5
Hamburger	1 Portion	150	348	14,9	37,5	15,6	522	281	28,5	171	3
Hartkäse Dreiviertelfettst.	1 Scheibe	30	107	6,7		11,6	300	30	420	285	–
Rahmstufe	1 Scheibe	30	122	9,7		8,7	101	30	300	180	–
Hefeplinsen	1 Portion	150	337	12,6	43,6	11,8	198	191	85,5	173	3,6
Hefeteig		100	302	10,7	43,7	7,3	323	119	41	93	3,6
Heidelbeeren frisch	1 Handvoll	125	53	0,8	9,3	0,8	1,3	91,3	16,3	16,3	0,8
Hering/Makrele/ Sprotten geräuch.	1 Portion	50	109	0,8	–	1,0	61,5	150	31,5	118	–
Heringsfilet in Senfcreme		100	176	13,6	2,5	11,1	742	215	50	161	–
in Tomatencreme		100	180	13,4	3,9	11,1	102	324	44	157	–
Heringsfische, Makrelen, Thunfische	1 Portion	150	177	7,5	–	27,2	111	555	90	360	–
Himbeeren frisch	1 Handvoll	125	42	0,4	6	1,6	1,3	213	50	56,3	0,5
Himmel und Erde (= Äpfel und Kartoffeln)	1 Portion	350	246	0,3	47,6	6,4	301	1160	24,5	140	4,0
Hirsch	1 Portion	150	170	5,0	–	30,9	93	459	15	296	–
Hirschhornsalz	1 Prise	1	15	*	0,4	5,2 mg	118	0,5	11,3	84,3	
Hirse		100	354	3,9	68,8	10	3	43	20	310	5,5
Honig	1 TL	20	61	–	15	*	1,4	9,4	1	3,6	1,3
Honigmelone	1 Scheibe	125 g	33	0,1	6,6	1,1	15	386	17,5	25	0,5
Hühnerbrühe, -bouillon gekörnt	1 TL	5	7	0,2	0,5	0,9	1250	25	11,5	35	

Nährwerttabelle

Bezeichnung	Maß	Menge [g]	Energie [kcal]	Fett [g]	KH [g]	Prot. [g]	Na [mg]	K [mg]	Ca [mg]	P [mg]	BE
Hühnerei	1 Ei	60	93	6,7	0,4	7,8	86,4	88,2	33,6	130	–
	1 Eigelb	19	66	6,0	*	3,0	9,7	26,2	26,6	112	–
	1 Eiklar	38	19		0,3	4,2	64,6	58,5	4,2	8,0	–
Hülsenfrüchte, Konservensuppen	1 Portion	250	152	6,4	14,8	8,4	433	498	110	188	0,5
Hüttenkäse	1 EL	30	31	1,3	0,8	3,8	114	24	24	42	–
Innereien	1 Portion	450	592	17,3	18	89,9	383	1360	39	1560	–
Italian-Dressing Fertigprodukt	1 Portion	20	46	4,1	2,0	0,3	468	41,2	37,6	9	–
Jogurt											
mit Früchten (1,5%)	1 Becher	150	124	1,9	21,2	4,4	63	218	171	114	1,8
teilentrahmt	1 Becher	150	69	2,3	6,2	5,1	75	240	195	135	0,5
vollfett	1 Becher	150	98	5,7	6	5,0	75	240	195	150	0,5
Johannisbeere											
rot frisch	1 Handvoll	125	54	0,3	9,1	1,4	2,5	300	37,5	37,5	0,8
schwarz frisch	1 Handvoll	125	71	0,3	12,9	1,6	2,5	426	66,3	50	1,0
Kaffee	1 Tasse	150	3	–	0,5	0,3	1,5	99	3	3	–
Instantpulver	1 TL	4	14	–	2,6	0,6	2,3	175	6,7	14	–
mit Milch	1 Tasse	150	6	0,2	0,7	0,5	4,5	104	9	7,5	–
Kaffeesahne 10%	1 EL	10	12	1	0,4	0,3	4	14	11	9	–
Kalbfleisch	1 Portion	150	247	15,4	–	27,3	128	429	31,5	290	–
mager	1 Portion	150	160	4,5	–	29,7	138	467	33	312	–
Kalb, Innereien	1 Portion	150	209	6,6	6,9	30,2	93	438	13,5	480	–
Kalbsgeschnetzeltes „Zürcher Art"	1 Portion	300	391	26,7	6,2	31,5	645	795	99	420	0,5
Kartoffelchips	1 Portion	25	134	9,9	10,2	1,4	113	250	13	36,8	0,8
Kartoffelklöße											
aus Knödelpulver halb und halb	1 Portion	200	193	0,1	44	3,2	706	444	30	192	3,7
von gekochten Kartoffeln	1 Portion	200	159	0,4	33,2	4,2	190	496	18	78	3
von rohen Kartoffeln (Thüringer Klöße)	1 Portion	200	157	0,4	25	4,7	274	570	66	114	2,1
Kartoffelkroketten	1 Portion	250	374	19,1	39,9	10,0	338	695	65	178	3,3
Kartoffelmaultaschen gefüllt mit Pflaumen	1 Portion	250	361	7,8	62,3	7,9	155	470	50	210	5
Kartoffeln											
geschält, frisch	1 Portion	240	171	0,3	35,5	4,9	7,2	986	14,4	120	3
geschält, gewässert, gegart	1 Portion	240	164	0,2	34,1	4,7	4,8	161	14,4	110	3
ungeschält gegart	1 Portion	240	137	0,2	28,4	4,0	2,4	710	12	91,2	3
Kartoffelomelette/ Bauerfrühstück	1 Portion	550	497	20,4	60,1	15,8	1140	1430	160	341	5

Nährwerttabelle

Bezeichnung	Maß	Menge [g]	Energie [kcal]	Fett [g]	KH [g]	Prot. [g]	Na [mg]	K [mg]	Ca [mg]	P [mg]	BE
Kartoffelpuffer	1 Stück	70	107	4,9	13	2,3	102	283	8,4	45,5	1
Kartoffelpüree	1 Portion	150	119	2,7	19,5	3,3	177	545	39	85,5	1,5
Kartoffelsuppe	1 Teller	400	240	5,0	38,2	8,9	836	1320	256	228	3
Käsekuchen	1 Stück	120	332	17	33,6	10,6	57,8	160	81,8	158	3
Käsespätzle	1 Portion	350	698	40	55,2	29,5	438	203	609	536	4,6
Kaugummi	1 Streifen	3	12	–	2,9	*	–	0,2	0,3	0,1	0,2
Kekse	5–10 St.	50	249	12,8	29,8	3,1	41	35	9,5	46,5	2,5
Kiwi frisch	1 Stück	100	54	0,6	9,8	1	3,6	266	34,2	28	1
Klöße, aus Mehl	1 Portion	200	281	5,9	47,8	8,6	234	134	48	98	4
Knabbergebäck	1 Handvoll	50	173	0,3	37,7	4,5	895	62	73,5	65	3
Knäckebrot	1 Scheibe	10	36	0,2	7,3	1,1	65,3	14,5	2,3	11,3	0,6
leicht & cross	1 Scheibe	10	35	0,1	7,0	1,1	66,4	24,7	3,5	20,5	0,6
Knoblauch frisch	1 Portion	2	3	*	0,6	0,1	0,4	10,6	0,8	2,7	–
Kochfischwaren in Gelee	1 Packung	125	232	10,6	*	33,8	2340	220	63,8	176	–
Kochwurst	1 Scheibe	30	99	8,8	0,4	4,6	199	61,8	3,9	54,9	–
Kohlrabi frisch	1 Portion	150	37	0,2	5,5	3	48	570	102	75	–
Kondensmilch 10%	1 EL	10	18	1	1,2	0,9	14	41	33	27	–
4%	1 EL	10	11	0,4	1,0	0,8	11	33	26	22	–
7,5%	1 EL	10	13	0,8	1,0	0,7	10	32	24	20	–
Kopfsalat	1 Portion	50	6	*	0,5	0,7	5	112	18,5	16,5	–
Krabbencocktail mit Mayonnaise	1 Portion	150	240	19,1	7,1	9,2	719	270	63	134	–
Kräcker	10 St.	50	188	1,6	37,5	5,2	489	70,5	33,5	229	3
Kräutermischung frisch	1 Portion	5	2	*	0,3	0,2	1,0	34,7	10,1	4,8	–
Kräutersalz	1 Prise	0,5			*	*	176	0,9	1,3	0,8	–
Kräutertee	1 Tasse	150	1	–	0,3	–	1,5	13,5	3	–	–
Krebse, frisch		100	91	1,4	0,8	18,6	146	266	92	224	–
gegart		100	93	1,5	0,8	18,9	146	265	91	223	–
Kuchenbrot mit Hefe und Sultaninen	1 Scheibe	50	129	1,1	25,3	3,8	203	98,5	25,5	52	2
Kürbis frisch	1 Portion	150	40	0,3	7,0	2,1	10,5	527	40,5	64,5	–
Kürbiskerne	2 EL	50	280	22,8	7,1	12,2	9	407	20,5	415	–
Lachsfische frisch	1 Portion	150	132	2,6		27	90	536	45	368	–
Lakritze	1 Portion	50	188	*	43,1	2,2	1,5	85,5	8	21,5	3,6
Lamm- und Hammelbraten	1 Portion	300	389	27,8	8,9	26,2	681	504	54	276	–
Lasagne	1 Portion	350 g	526	33,9	26,6	29	1250	578	266	403	2,2
Lauchzwiebel frisch	1 Portion	30	13	*	2,6	0,3	4,0	69,2	42,1	7,2	–
Laugenbrezel	1 Stück	60	149	1,2	30	4,2	518	56,5	28,5	187	3
Leberknödel	1 Portion	200	332	17,9	15,5	27	518	362	48	336	1

Nährwerttabelle

Bezeichnung	Maß	Menge [g]	Energie [kcal]	Fett [g]	KH [g]	Prot. [g]	Na [mg]	K [mg]	Ca [mg]	P [mg]	BE
Leberwurst fein	1 Portion	30	99	8,8	0,4	4,6	199	61,8	3,9	54,9	–
Lebkuchen	1 Portion	25	103	5,0	12,3	2,2	10,8	81,3	29,8	48,3	1
Leinsamenbrot mit Hefe	1 Scheibe	50	113	1,1	21,5	4,0	201	86	15,5	77	1,8
Liköre	1 Gläschen	20	49	–	5,8	–	0,2	0,4	0,4	0,6	0,5
Limonaden mit Bitterstoffen	1 Glas	200	63	–	15	–	8	2	38	–	1,3
Linsen frisch	1 Tasse	60	185	0,8	29,6	14,1	21,6	504	42,6	247	–
Löffelbiskuits	10 Stück	50	207	4,1	35,9	6,1	157	70	32,5	166	3
Magerquark	1 EL	30	23	*	1,2	4,1	12	42	36	57	–
Maggi	1 Spritzer	0,5	1	*	*	0,1	0,1	2,5	1,2	3,5	–
Maisgrieß		100	345	1,1	73,8	8,8	1	80	4	73	6
Maiskeimöl	1 EL	10	88	10,0			0,1	0,1	0,1	0,1	–
Maisstärke		100	351	*	85,8	0,4	3	7	–	30	7
Mandarine frisch	1 Stück	40	20	0,1	4,0	0,3	0,4	84	13,2	8	0,4
Konserve	1 Portion	125	104	0,2	24	0,5	1,3	120	26,3	12,5	2
Mandeln	20 Stück	50	285	27,1	1,9	9,4	2,5	418	125	228	–
Mango frisch	1 Portion	125	75	0,6	16	0,8	6,3	238	15	16,3	1,4
Mangold frisch	1 Portion	150	38	0,4	4,4	3,2	135	564	155	58,5	–
Margarine halbfett mit Linolsäure 30–50%	1 TL	10	36	4	*	0,2	39	0,7	1,2	0,8	–
	1 TL	10	71	8	*	*	10,1	0,7	1	1	–
zum Kochen	1 TL	10	70,9	8	*	*	10,1	0,7	1	1	–
Marinaden (Fisch)	1 Portion	70	107	7,0	1,7	9,3	345	155	46,2	122	–
Marmelade, Gelee	1 Portion	20	56	–	13,7	*	0,2	11	0,6	0,8	1
Marzipan	1 Portion	50	229	8,8	34,3	3,0	1	137	41	74	2,9
Maultaschen	3 Stück	250	351	17	36,4	12,9	463	203	70	148	3
Meeresfrüchte	1 Portion	100	92	1,4	0,7	18,6	146	266	92	224	–
Mehlmischung, ei-weißarm/gluten-frei/natriumarm		100	350		85,4	0,4	2	18	3	20	7
Mehrkornflocken mit Zucker/Honig geröstet	1 Portion	50	158	0,9	32,2	4,8	3,5	181	15,5	165	2,7
Mettwurst einfach	1 Portion	30	124	12,1	*	4,0	325	53,4	3,9	30,6	–
Milch 3,5%	1 Glas	200	128	7	9,5	6,6	100	300	240	186	0,8
fettarm	1 Glas	200	97	3,2	9,8	6,8	100	300	240	190	0,8
Milchdrink mit Frucht entrahmt	1 Glas	200	150	0,2	30,1	6,0	86	268	206	172	2,5
vollfett	1 Glas	200	198	6,0	29,7	6,0	86	268	206	160	2,5
Milchreis mit Zucker und Zimt	1 Portion	350	563	9,0	105	13,4	312	448	294	319	9
Mineralwasser	1 Glas	200	–	–	–	–	24	2	70	–	–

Nährwerttabelle

Bezeichnung	Maß	Menge [g]	Energie [kcal]	Fett [g]	KH [g]	Prot. [g]	Na [mg]	K [mg]	Ca [mg]	P [mg]	BE
Mirabellen frisch	1 Handvoll	125	80	0,3	17,5	0,9		288	15	41,3	1,5
Konserve	1 Portion	125	113	0,1	26,6	0,5		131	10	21,3	2,2
Mohrrübe frisch	1 Portion	150	39	0,3	7,2	1,5	90	435	61,5	52,5	–
Gemüsesaft	1 Glas	200	43,5	0,3	8,0	1,7	548	542	84	72	0,5
Molkenkäse	1 Portion	30	89,6	0,9	17,2	2,6	12	30	105	147	–
Magerstufe											
Muffins (englischer	1 Stück	60	130	2,1	23,2	4,2	75,6	85,2	42,6	56,4	2
Teekuchen)											
Mürbeteig		100	479	27,5	53,1	5,1	41	59	12	44	4,5
Muscheln gegart	100 g	100	66	1,4	3,0	10,7	121	312	46	169	–
Müslikeks aus	5–10 St.	50	220	11,8	24,6	4,0	100	175	33	190	2
Vollkornteig											
Natriumglutamat		0,5	2	–	–	0,4	65			–	–
Nektarine frisch	1 Stück	115	65	0,1	14,3	1,0	10,4	244	4,6	25,3	1
Nugat	1 Portion	50	237	10,7	32,5	2,6	1	171	40	77	2,7
Nudelgerichte	1 Portion	350	526	33,9	26,6	29	1250	578	266	403	2,2
Nudelteig	1 Portion	100	363	6,0	62,1	14,4	136	161	38	163	5
Nüsse	1 Handvoll	50	281	24,1	4,2	12,6	5,5	330	20	170	–
Nugatcreme	1 Portion	20	83	1,9	14,8	1,6	11,6	96,8	34,4	43,8	1,3
Nusskuchen	1 Stück	100	456	31,6	34,6	8,8	32	234	71	159	3
Fertigmischung		100	518	32,7	49,3	7,2	690	60	50	100	4
Nussmus	1 Portion	20	130	12,6	2,2	2,5	0,4	130	46,2	68,8	0,2
Obst Fruchtnektar	Glas	200	134	0,3	31,8	0,3	4	126	12	12	2,6
Obstkuchen aus	1 Stück	150	216	5,2	37,5	4,3	18	243	28,5	66	3
Hefeteig fettarm											
aus Mürbeteig,	1 Stück	150	344	13,3	51,3	4,3	73,6	210	21	85,6	4,2
fettreich											
Obstkuchen	1 Stück	150	321	14,3	42,6	5,2	132	180	28,5	129	3,5
mit Kernobst											
Obstmischung frisch	1 Portion	150	129	0,4	29,4	1,1	3	308	25,5	28,5	2,5
Konserve	1 Portion	150	158	–	38,2	0,3	1,5	66	10,5	7,5	3,2
Oliven grün	4 Stück	20	29	2,8	0,3	0,3	420	9	19	3,4	–
Oliven schwarz	8 Stück	20	71	7,2	1,0	0,4	658	7,6	16	5,8	–
Olivenöl	1 EL	10	88	10,0	*	–	0,1	–	0,1	0,1	–
Omelett	1 Portion	140	273	22,1	1,2	18,1	428	189	77	290	–
Orange frisch	1 Stück	150	71	0,3	13,8	1,5	1,5	266	63	34,5	1,2
Fruchtsaft	1 Glas	200	89	0,3	17,6	1,9	2	310	86	48	1,5
Papaya frisch	1 Portion	125	16	0,1	3	0,7	0,4	264	26,3	20	0,3
Paprikaschoten frisch	1 Portion	150	31	0,5	4,4	1,8	4,5	266	16,5	43,5	–
Petersilie frisch	1 Portion	5	3	*	0,4	0,2	1,7	50	12,3	6,4	–
getrocknet	1 Prise	1	3	*	0,4	0,3	1,4	43,6	11,3	6,0	–

Nährwerttabelle

Bezeichnung	Maß	Menge [g]	Energie [kcal]	Fett [g]	KH [g]	Prot. [g]	Na [mg]	K [mg]	Ca [mg]	P [mg]	BE
Pfannkuchen	2 Stück	180	309	11,1	40,6	11,2	90	223	139	175	3,4
Pfifferlinge frisch	1 Portion	200	23	1	0,4	3,1	6	1010	16	110	–
Pfirsiche frisch	1 Stück	115	47	0,1	10,2	0,9	1,2	202	8,0	28,8	0,9
Konserve	1 Portion	125	97		23,2	0,5	1,3	100	7,5	16,3	2
Pflaumen frisch	1 Stück	125	59	0,3	12,8	0,8	2,5	275	17,5	22,5	1
getrocknet	1 Portion	25	65	0,3	14,1	0,8	2,8	305	19,5	25	1,2
Konserve	1 Portion	125	102	0,1	24,1	0,4	1,3	126	11,3	12,5	2
Pilze frisch	1 Portion	100	15	0,2	0,5	2,7	8	422	11	123	–
gegart	1 Portion	100	15	0,2	0,5	2,7	7	305	11	123	–
getrocknet	2 EL	25	53	0,8	2,0	9,5	24,3	1250	34,8	385	–
Konserve	1 Portion	100	9	0,1	0,3	1,6	209	205	10	64	–
Pizza neapolitana	1 ganze	300	740	35,1	80,9	24,3	1140	405	237	303	6,7
Polenta	1 Portion	250	504	32,5	47,5	6,0	625	55	20	50	4
Porree gegart	1 Portion	200	46	0,7	5,0	4,5	8	264	186	92	0,4
Pottasche	1 Prise	1	2		0,3	*	118	0,5	11,3	84,3	–
Pralinen	1 Stück	13	53	0,8	11	0,2	7,5	23,6	1,8	6,3	1
Puffmais	1 Tasse	50	184	2,5	33,6	6,3	1,5	120	5,5	141	2,8
Puffweizen	1 Tasse	50	179	0,7	35,7	7,1	2	195	13	175	3
Pumpernickel	1 Scheibe	50	94	0,5	18,8	3,2	215	145	10,5	116	1,6
Pute frisch	1 Portion	150	324	22,5	–	30,9	94,5	450	37,5	339	–
Quark Fettstufe											
mit Früchten	1 Portion	200	258	9,2	34,3	8,5	48	296	134	182	2,9
mit Kräutern	1 Portion	200	226	9,5	23,6	10,9	62	672	276	240	2
Rahmstufe	1 EL	30	53	4,4	0,9	2,5	12	33	33	51	–
Radicchio frisch	1 Stück	50	7	0,1	0,8	0,6	5	120	20	13,5	–
Radieschen	1 Handvoll	10	2	*	0,2	0,1	1,7	25,5	3,4	2,6	–
Rahmspinat	1 Portion	200	159	14,1	2,6	4,9	454	988	224	112	0,2
Reis geschält		100	349	0,6	77,7	6,8	6	103	6	120	6,5
ungeschält		100	349	2,2	74,1	7,2	10	150	23	325	6
Reiscrispies	1 Portion	50	189	0,5	42,4	3,0	531	35	3,5	6	3,5
Rettich frisch	1 Stück	150	20	0,2	2,8	1,6	27	483	49,5	43,5	–
Rhabarber frisch	1 Portion	150	20	0,18	2,0	0,9	3	405	78	36	–
Rindfleisch fett	1 Portion	150	281	18,8	–	28,3	72	411	6	291	–
mager	1 Portion	150	182	6,4		30,9	99	540	9	285	–
Sahne 30% Fett	1 EL	10	29	3	0,3	0,3	3	10	8	6	–
Salami	1 Scheibe	30	108	9,2	0,6	5,9	368	114	8,7	55,5	–
Salatmayonnaise 50%	1 EL	25	120	13	1,2	0,1	188	2,3	2,5	7,5	–
Salzbrezeln (Dauer-backware)	1 Stück	50	170	1,3	34,3	4,7	592	64,5	32,5	214	2,9
Salzkartoffeln	1 Portion	240	164	0,2	34,1	4,7	288	797	16,8	110	3

Nährwerttabelle

Bezeichnung	Maß	Menge [g]	Energie [kcal]	Fett [g]	KH [g]	Prot. [g]	Na [mg]	K [mg]	Ca [mg]	P [mg]	BE
Salzstangen	20 Stück	30	104	0,2	22,6	2,7	537	37,2	44,1	39	2
Sardellen Konserve	1 Stück	50	50	1,1		10	451	161	37,5	99,5	–
Sardellenpaste	1 Portion	10	20	1,1	0,8	1,5	193	29,3	7,4	18,8	–
Sauerkirsche Konserve	1 Portion	120	104	0,3	23,6	0,6	1,2	62,4	7,2	12	2
Sauerkraut Konserve	1 Portion	150	23	0,4	0,9	2,1	647	245	70,5	54	–
Saure Sahne 10%	1 EL	10	12	1	0,3	0,3	4	14	11	9	–
Schaffleisch fett	1 Portion	150	385	32	–	24,8	91,4	345	24	237	–
mager	1 Portion	150	209	10	–	29,3	105	411	22,5	276	–
Schaumwein	$^1/_{10}$ l	100	79		3,5	0,2	3	50	10	10	0,3
Schmelzkäse											
Doppelrahmstufe	1 Ecke	30	98	9,1	0,3	4,0	330	39	180	240	–
Halbfettstufe	1 Ecke	30	66	3,6	0,3	8,1	330	60	210	360	–
Vollfettstufe	1 Ecke	30	90	7,2	0,3	6	390	45	180	240	–
Schnittkäse											
Dreiviertelfettstufe	1 Scheibe	30	77	4,8	–	8,2	180	36	262	168	–
halbfest/Dreiviertelf.	1 Scheibe	30	73	4,5	–	8,0	180	30	255	171	–
halbfest/Rahmstufe	1 Scheibe	30	97	8,1	–	6	420	30	120	90	–
Rahmstufe	1 Scheibe	30	107	9		6,6	179	29,7	218	160	–
Schnittlauch frisch	1 Portion	5	1	*	*	0,2	0,1	21,7	6,5	3,8	–
getrocknet	1 Prise	1	2	*	*	0,3	0,2	25,7	8,1	4,7	–
Schokolade	1 Tafel	100	536	31,5	54,1	9,2	58	471	214	242	4,5
gefüllt	1 Tafel	100	346	6,1	69	1,5	2	144	9	51	5,8
weiß	1 Tafel	100	542	30,1	62,5	5,1	74	241	185	144	5,2
Schweinefleisch fett	1 Portion	150	322	23,3	–	28,7	87	419	15	200	–
mager	1 Portion	150	203	8,4	–	31,8	113	450	3	255	–
Schwein Innereien	1 Portion	150	175	5,0	3,1	29,1	116	480	15	543	–
Schwein Schinken											
gekocht	1 Scheibe	30	34	1,2	0,3	5,5	283	39	5,7	31,2	–
roh geräuchert	1 Scheibe	30	35	1,3	0,3	5,5	742	77,4	9,6	39,6	–
Schinkenspeck	1 Scheibe	30	46	2,3	–	6,2	20,7	83,1	0,6	47,1	–
durchwachsen	1 Scheibe	30	96	8,7	–	4,8	15,3	40,8	0,3	14,7	–
Semmelknödel	2 Stück	200	338	13	41,8	12,9	406	238	126	208	3,5
Senf mittelscharf	1 Portion	5	4	0,2	0,3	0,3	60	6	6,5	9	–
Senfpulver	1 Prise	1	3	*	0,5	0,2	0,7	7,7	1,8	3,0	–
Shiitakepilz frisch	1 Portion	200	84	0,4	24,6	3,1	8	240	6	58	–
Konserve		200	76,9	422	22,3	3	618	176	18	52	0,4
Sojabohnen getrocknet	2 EL	25	104	4,4	7,3	8,8	1,5	157	86,5	133	0,6
Sojabratlinge	1 Portion	100	347	25,1	7,2	23,6	610	535	86	250	0,6
Sojafleischzubereitung	2 EL	30	92	0,3	8,7	12,9	234	337	47,4	135	0,7
Sojamehl	1 EL	100	342	20,1	0,4	40	40	2250	250	650	–
Sojamilch/Sojamilch-produkte	1 Glas	200	304	19,8	0,3	31,5	2	1280	212	468	–
Sojasprossen frisch	1 Portion	100	52	1,2	5	5,3	30	235	32	75	–
Sojateigwaren		100	325	5,2	52,5	16,3	9	646	68	405	4,4
Sonnenblumenöl	1 EL	10	88	10,0	–	–	0,1	0,1	0,1	0,1	–

Nährwerttabelle

Bezeichnung	Maß	Menge [g]	Energie [kcal]	Fett [g]	KH [g]	Prot. [g]	Na [mg]	K [mg]	Ca [mg]	P [mg]	BE
Sonnenblumenkern	2 EL	50	287	24,5	6,2	11,2	1	355	50	309	–
Spaghetti Bolognese	1 Portion	350	473	18,6	46,5	29,3	644	560	154	357	-4
Spargel frisch	1 Portion	150	27	0,2	3,0	2,9	6	305	39	69	–
Konserve	1 Portion	150	23	0,2	2,4	2,6	326	170	39	58,5	–
Speisesalz	1 Prise	0,5	–	–	–	–	194	*	1,3	0,8	–
Spinat tiefgefroren	1 Portion	150	27	0,5	0,8	4,0	93	897	179	78	–
Spirituosen	1 Schnapsgl.	20	46	–	–	–	0,6	0,8	–	0,8	–
Spritzgebäck aus Rührteig	1 Portion	50	265	16,2	26,8	3,2	1,5	77	19	45,5	3
Stachelbeeren	1 Handvoll	125	55	0,3	10,6	1	2,5	250	37,5	37,5	0,9
Steinpilze getrocknet	1 Handvoll	25	37	0,8	1,0	6,8	9,5	544	41,3	145	–
Strudel Apfel	1 Stück	150	259	10,4	37,8	3,0	33	245	19,5	49,5	3,2
Quark	1 Stück	150	336	11,9	41,8	14,3	158	204	105	204	3,5
Studentenfutter	2 EL	50	242	16,6	15,2	7,6	6,5	379	40,5	151	1
Sülzwürste	1 Stück	30	51	2,5	0,1	7,1	212	103	3,3	50,7	–
Suppenwürze	500 mg	1	*	*	0,1	0,1	2,5	1,2	3,5	–	–
Süßkirschen frisch	1 Handvoll	120	76	0,4	16	1,1	3,6	252	20,4	24	1,3
Tabasco	1 Spritzer	0,1	70	*	*	*	7,8	0,4	*	0,1	–
Tahini (Sesammus)	1 Portion	20	117	9,6	4,2	3,6	14,8	82,8	84	150	0,3
Tee schwarz	1 Tasse	150	1	*	*	0,2	1,5	25,5	12	1,5	–
Teewurst	1 Portion	30	110	10,4	*	4,3	250	58,8	3	28,5	–
Teigwaren ohne Ei		100	348	1,2	70,5	12,5	5	200	22	165	6
Thunfisch Konserve in Öl	1 Portion	50	111	7,9		10,3	421	170	15	94	–
Tintenfisch frittiert	1 Portion	200	145	1,7	3,6	28,2	576	502	70	350	–
Tomaten frisch	1 Stück	100	17	0.2	2,6	1,0	6	242	14	26	–
Tomatenketchup	1 Portion	20	22	*	4,8	0,4	224	118	5	8,6	0,4
Tomatenmark		10	7	*	1,2	0,5	24	115	4,8	9,4	–
Torten	1 Stück	120	296	19,3	25,7	4,7	61,2	126	56,4	92,4	2,15
Trockenhefe	1/10 Päck.	1	3	*	0,3	0,4	0,5	20	0,8	12,9	–
Trockenkuchen	1 Stück	70	274	15,2	30	4,4	98,7	73,5	27,3	114	2,5
Trockenobst	1 Portion	25	72	0,2	16,5	0,6	1,8	173	14,3	16	1,4
Vegetarische Bratlinge (Trockenprodukt)	1 Portion	30	89	0.6	15,1	5,6	497	219	26,7	115	1,3
Vegetarische Pasteten	1 Portion	20	42	2,3	3,2	2,3	41,8	90	14,8	80	–
Vegetarisches Schmalz	1 Portion	20	146	16	0,8	0,4	41,3	20,6	14,4	13,6	–
Vollkornbrot	1 Scheibe	50	94	0,5	18,8	3,2	215	145	10,5	116	1,5
Vollkornbrötchen	1 Stück	60	133	0,9	26	4,8	325	133	18,6	154	2,1
Vollkornteigwaren		100	323	2,5	60,6	13,4	5	390	34	370	5

Nährwerttabelle

Bezeichnung	Maß	Menge [g]	Energie [kcal]	Fett [g]	KH [g]	Prot. [g]	Na [mg]	K [mg]	Ca [mg]	P [mg]	BE
Waffelmischungen	1 Portion	50	277	20,4	20,8	3,1	68,5	48	29,5	88	1,7
Wassermelone	1 Ecke	125	48	0,3	10,4	0,8	1,2	198	13,8	13,8	0,9
Weichkäse 70%	1 Portion	30	122	12		4,0	210	30	75	60	–
Weichkäse											
Doppelrahmstufe	1 Portion	30	109	10,0	–	5,0	210	36	84	75	–
Rahmstufe	1 Portion	30	94	7,7	–	6,3	210	45	105	90	–
Dreiviertelfettstufe	1 Portion	30	63	3,9	–	6,9	210	45	180	111	–
Weintraube Saft	1 Glas	200	140	0,5	31,1	1,3	4	326	36	42	2,6
Frucht	1 Handvoll	125	89	0,4	19,5	0,9	2,5	238	22,5	25	1,6
Weißbrot	1 Scheibe	25	63	0,8	11,9	2,0	109	31,3	8,2	26,5	1
Weißkohl frisch	1 Portion	150	37	0,3	6,3	2,1	18	312	69	42	0,5
Wein weiß/rot	1/8 l Glas	125	93	–	3,3	0,1	26,3	110	17,5	10	0,3
Weizekleie		100	172	4,7	17,5	14,9	28	1390	76	1290	1,5
Weizenmehl		100	337	1	70,9	9,8	2	108	15	74	6
Weizen, Vollkornmehl		100	309	2,4	59,5	11,4	3	337	32	345	5
Wirsing frisch	1 Portion	150	39	0,6	3,6	4,5	13,5	378	70,5	84	–
Wiener Würstchen	1 Stück	150	444	39,5	0,4	22,8	1250	374	18	197	–
Wurstsülze	1 Portion	30	68	5,9	*	4,0	119	66,9	1,8	27,3	–
Würzsoße		20	11	*	1,5	0,2	0,6	44,2	6	5,8	–
Ziegenfleisch frisch	1 Portion	150	223	11,8		29,3	75	450	15	278	–
Zitrone	1 Stück	125	70	0,8	10,1	0,9	3,7	186	13,8	20	0,8
Zitronenlimonade	1 Glas	200	58	–	14	–	10	2	40	6	1,2
Zucchini	1 Portion	150	29	0,6	3,1	2,4	1,5	300	45	34,5	0,3
Zuckermais Konserve	1 Portion	150	114	1,7	18,9	4,7	335	263	15	147	1,6
Zwieback	5 Stück	50	183	2,1	35,7	4,6	132	80	21	66	3
Zwiebelkuchen	1 Stück	100	171	7,7	18,4	6,7	130	150	51	104	1,5
Zwiebeln	1 Stück	100	28	0,3	4,9	1,2	9	135	31	42	0,4

Quelle: DGE-Ernährungssoftware Professional 3.1 (2003)

Werte zu Konserven beziehen sich immer auf den abgetropften Inhalt

* Wert vernachlässigbar

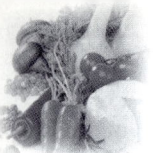

Bezugsquellen

Fritz Weber; Brot („Weberbrot"); Direktversand; Hauptstraße 74, 79104 Freiburg

Dr. Schär GmbH; Fertigmehlmischung Mix A, Kuchenmehlmischung Mix C; Direktversand; Winkelau 9, I-39014 Burgstall (BZ) Italy; www.schaer.com

Hammermühle Diät GmbH; Waffelbrot, verschiedene Brotsorten, Brot- und Kuchenmehlmischungen, Teigwaren; Apotheke, Reformhaus, Direktversand; 67489 Kirrweiler

H. Ch. Delfs Bäckerei; Brot, hell und dunkel, Spezialbrotmehl; Direktverkauf und -versand; Constantinstraße 11, 30177 Hannover

Liga Nahrungsmittel GmbH; Amin-ex eiweißarme Kekse; Apotheke, Drogerie, Reformhaus

Poensgen Diätbäckerei; Spezialmehl, Brotauswahl, Brötchen und Kleingebäck, Teigwaren; Direktversand; Dreiersgarten 28, 52249 Eschweiler

SHS – Gesellschaft für klinische Ernährung mbH; damin®-Backmischung eiweißarm für Brot und Gebäck, Brote, Fertiggerichte, Suppen, Teigwaren, Kartoffelgerichte; Apotheke, Reformhaus, Direktversand; Postfach 3061, 74020 Heilbronn

Sibylle-Diät; Waffelbrot, Kastanienbrot, Pizzaböden, Teigwaren; Reformhaus; Hauptstraße 181, 67489 Kirrweiler

Bücher

Hypertonie, Nephropathie

Ch. Hasslacher, S. Böhm; Diabetische Nephropathie; Kirchheim-Verlag, Mainz 2001, 148 S.

M. Middeke, E. Pospisil, K. Völker; Bluthochdruck senken ohne Medikamente; Trias-Verlag, Stuttgart 2002, 2. Aufl., 234 S.

Kalium, Phosphat und Natrium sparen

H. Eder; Bunte Küche für Dialysepatienten; Kirchheim-Verlag, Mainz 2000, 200 S.

H. Eder, H. Schott; Bessere Ernährung für Dialysepatienten; Kirchheim-Verlag, Mainz 2001, 3. Aufl., 121 S.

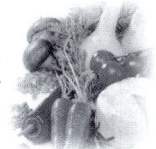

B. Börsteken; Diabetes & Dialyse – Ein Ernährungsratgeber; Thieme-Verlag, Stuttgart 2000, 123 S.

GRY Pharma; Ernährungsfibel für Dialysepatienten – Hinweise und Tabellen für den allgemeinen Gebrauch (kostenlos); Kandelstraße 10, 79199 Kirchzarten

Fresenius AG; Abwechslungsreiche Ernährung für Dialysepatienten (kostenlos); 61343 Bad Homburg

Diabetes Typ 1

R. Jäckle, A. Hirsch, M. Dreyer; Gut leben mit Typ-1-Diabetes – Arbeitsbuch zur Basis-Bolus-Therapie; Urban & Fischer; München 2000, 4. Aufl., 192 S.

Nährwerttabellen

Nestlé Deutschland AG; Kalorien mundgerecht – Nährwerttabelle; Umschau-Braus-Verlag Frankfurt 2003, 290 S.

I. Elmadfa, W. Aign, E. Muskat, F. Fritzsche; Die große GU Nährwert-Kalorien-Tabelle (mit Mineralstoffen und Vitaminen): Gräfe und Unzer; München, 2002/2003

BGVV; Von Currywurst bis Gänsebraten – Energie- und Nährstoffgehalte beliebter deutscher Speisen und Gerichte; Bestellung über: BGVV-Pressestelle, Berlin; e-mail: pressestelle @bgvv.de

Software „Ernährung aktiv" (49,90 Euro) besteht aus 4 Teilen: Ernährungstagebuch, Datenbank mit 12 000 Lebensmitteln, 2 000 Rezepten sowie einem Katalog; DGE-MedienService, Bornheimer Str. 33 b, 53111 Bonn, Telefon: 0228/909 26 26, Telefax: 0228/909 26 10, e-mail: info@dge-medienservice.de, Internet: www.dge-medienservice.de

Eiweißarme Rezepte

Unilever Bestfoods; Eiweißarme Rezepte für die Ernährung bei chronischer Niereninsuffizienz – Mineralstofftabelle Na, K, Ph für ausgewählte Produkte von Knorr und Pfanni (kostenlos); Deutschland Ernährungsforum, Dammtorwall 15, 20355 Hamburg

Broschüre „5 am Tag"

Deutsche Krebsgesellschaft e. V., Hanauer Landstraße, D-60314 Frankfurt/Main, Telefax 0621/338 40 10, www.5amtag.de

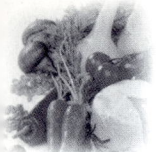

Register

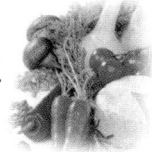

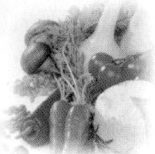